Manual da saúde

CIP-BRASIL. CATALOGAÇÃO NA PUBLICAÇÃO
SINDICATO NACIONAL DOS EDITORES DE LIVROS, RJ

V713m
Vieira, Alexandre Arante Ubilla, 1974-
  Manual da saúde : 150 perguntas e respostas sobre exercício e vida saudável / Alexandre Arante Ubilla Vieira. - 1. ed. - São Paulo : Summus, 2014.

  ISBN 978-85-323-0931-0

  1. Promoção da saúde - Manuais, guias, etc. 2. Exercícios físicos - Aspectos de saúde - Manuais, guias, etc. 3. Qualidade de vida. I. Título.

13-06013
CDD: 613.7
CDU: 613.71

10/10/2013 11/10/2013

www.summus.com.br

Compre em lugar de fotocopiar.
Cada real que você dá por um livro recompensa seus autores
e os convida a produzir mais sobre o tema;
incentiva seus editores a encomendar, traduzir e publicar
outras obras sobre o assunto;
e paga aos livreiros por estocar e levar até você livros
para a sua informação e o seu entretenimento.
Cada real que você dá pela fotocópia não autorizada de um livro
financia o crime e ajuda a matar a produção intelectual de seu país.

Manual da saúde

150 perguntas e respostas sobre exercício e vida saudável

ALEXANDRE VIEIRA

MANUAL DA SAÚDE
150 perguntas e respostas sobre exercício e vida saudável
Copyright © 2014 by Alexandre Arante Ubilla Vieira
Direitos desta edição reservados por Summus Editorial

Editora executiva: **Soraia Bini Cury**
Editora assistente: **Salete Del Guerra**
Capa: **Buono Disegno**
Imagens de capa: **fotos de ginástica: Pressmaster; corrida: Antonio Guillem/Shutterstock; sucos: Elena Shashkina**
Projeto gráfico e diagramação: **Crayon Editorial**
Impressão: **Sumago Gráfica Editorial**

Este livro não pretende substituir qualquer tratamento médico. Quando houver necessidade, procure a orientação de um profissional especializado.

Summus Editorial
Departamento editorial
Rua Itapicuru, 613 – 7º andar
05006-000 – São Paulo – SP
Fone: (11) 3872-3322
Fax: (11) 3872-7476
http://www.summus.com.br
e-mail: summus@summus.com.br

Atendimento ao consumidor
Summus Editorial
Fone: (11) 3865-9890

Vendas por atacado
Fone: (11) 3873-8638
Fax: (11) 3873-7085
e-mail: vendas@summus.com.br

Impresso no Brasil

Dedico esta obra a Deus, pelas possibilidades de vida que me deu, e à minha família, que está sempre ao meu lado. Ao meu guia espiritual, que me aconselha e se importa comigo a cada momento. Paz e luz a todos!

Sumário

Prefácio 13
Apresentação 15

Parte 1 — Saúde, nutrição e suplementação
1. A ingestão de açúcar antes de uma atividade é indicada? 18
2. Quanto tempo devo esperar para praticar atividades físicas depois das refeições? 18
3. Pode-se praticar exercício físico em jejum? 18
4. Qual é o intervalo indicado entre a alimentação adequada e o início do exercício físico? 19
5. Durante o exercício, a falta de carboidrato no organismo é realmente perigosa? Por quê? 19
6. Como deve ser a alimentação de quem se exercita? 20
7. Devo beber ou comer durante o treino? 21
8. Qual é o melhor líquido para hidratação durante os exercícios? . . . 21
9. Ao realizar exercícios físicos, o café pode ser estimulante? 22
10. O que são líquidos isotônicos? Posso ingeri-los durante os exercícios? 22
11. Usar diurético para emagrecer é realmente perigoso? 23
12. Por que é recomendável tomar suco de laranja após um treino de esforço? 23
13. Quanto líquido devo ingerir após uma atividade a fim de me hidratar? 23
14. Pode-se beber líquido durante o exercício? 24
15. É bom ingerir vitaminas durante a prática de exercícios? 24
16. Os aminoácidos podem ser considerados esteroides anabólicos? . . 25

Parte 2 – Saúde e fisiologia

17. Os géis anti-inflamatórios são indicados contra as dores musculares advindas do exercício físico? 28
18. Por que durante alguns exercícios os membros superiores ficam pesados e as mãos incham moderadamente? 28
19. Os anti-inflamatórios tópicos ajudam na recuperação de tensões musculares? 28
20. Durante alguns exercícios, principalmente os aeróbicos, ocorrem dores abdominais. Por quê? 29
21. É verdade que os aparelhos anunciados na mídia acabam com as gorduras localizadas no abdome? 29
22. É normal ficar com o corpo dolorido após o exercício? 29
23. Quais são os reais benefícios de exercícios aeróbicos, como corrida e futebol, entre outros? 30
24. O que é isometria e qual é o tempo correto para utilizar esse método? Ele serve para todas as pessoas? 31
25. O que significa limiar anaeróbio? 32
26. Sentir câimbras significa falta de cálcio? 32
27. Exercícios muito intensos podem trazer estresse físico? O que fazer neste caso? 32
28. O que é dor muscular tardia? 33
29. Qual é a importância de calcular a frequência cardíaca? 34
30. O que são câimbras e por que elas aparecem? 34
31. O que é VO_2 máximo? 35
32. A musculação é considerada uma atividade aeróbia? 35
33. O que é ATP e qual é sua importância para o organismo? 36
34. O que são anfetaminas e quais são seus efeitos colaterais? 36
35. Qual é a maneira correta de tomar a pulsação? 37
36. O que é estiramento muscular? Que fazer caso ele aconteça? ... 37
37. O que significa "glicogênio"? 37
38. O que é quer dizer "coração de atleta"? 38
39. O que é tendinite de aquiles e como evitá-la? 38
40. O que significam os termos "overuse" e "overtraining"? 39
41. Quem se contunde mais durante a prática de exercícios físicos, homens ou mulheres? Por quê? 39
42. É recomendável inalar oxigênio para melhorar o rendimento durante a atividade física? 40
43. Exercícios aeróbicos hipertrofiam os músculos? 40
44. Respirar pela boca prejudica o rendimento? 40

45. O que é frequência cardíaca máxima e como calculá-la? **41**
46. Qual é a frequência cardíaca ideal para quem quer emagrecer? . . . **41**
47. O que é distensão muscular? **42**
48. O que são radicais livres? **42**

Parte 3 – Saúde, terceira idade, crianças e mulheres
49. Pessoas na terceira idade podem praticar exercícios físicos? **46**
50. Exercícios físicos para a terceira idade podem ser
    realizados com pesos? **46**
51. É verdade que o exercício melhora a memória do idoso? **46**
52. Exercício físico ajuda a crescer?. **47**
53. Crianças podem fazer musculação? **47**
54. Crianças podem participar de caminhadas? **48**
55. É verdade que criança sofre estresse físico? **48**
56. Como o exercício ajuda a aliviar os sintomas da tensão
    pré-menstrual? **49**
57. A corrida pode prejudicar a estética dos seios? **49**
58. Anticoncepcional prejudica o rendimento? **49**
59. Atividade física facilita o momento do parto? **50**
60. Exercício físico diminui o tamanho das mamas? **50**
61. A prática de exercícios físicos é recomendada durante a gravidez? . . **51**
62. Durante a gravidez, quais são as contraindicações
    relacionadas aos exercícios? **52**
63. A musculação "masculiniza" a mulher? **52**
64. Em que parte do corpo a mulher tem mais força muscular? **53**
65. Uma mulher pode treinar durante a menstruação? Por quê? . . . **53**
66. É verdade que mulheres que praticam exercícios têm menarca
    (primeira menstruação) tardiamente? **54**
67. Exercício físico pode causar celulite? **54**
68. Gestantes podem fazer hidroginástica? Quais os benefícios
    dessa prática?. **55**

Parte 4 – Saúde e doença
69. É verdade que o exercício físico, assim como o esporte,
    pode causar artrose? **58**
70. Existe uma atividade mais indicada para quem é diabético? **58**
71. O que é osteoporose e como o exercício físico age sobre ela? . . . **59**
72. É verdade que o exercício físico aumenta o bom colesterol
    (HDL) e previne a osteoporose? **59**

73. Posso realizar exercícios todos os dias?.............. 59
74. Uma pessoa com artrite ou dores nas costas pode fazer
exercício físico?......................... 60
75. Quem tem pressão alta pode realizar exercícios físicos?..... 60
76. Realizar exercícios e sentir dores no peito é um mau sinal?.... 60
77. Os exercícios podem auxiliar na prevenção da lesão por
esforço repetitivo (LER)?.................... 61
78. Os exercícios físicos podem evitar o câncer?.......... 61
79. Quais são os efeitos dos exercícios no coração?......... 61
80. Quais são os melhores exercícios para pessoas cardíacas?.... 62
81. Quem sofre de asma pode realizar exercícios físicos?...... 62
82. Por que certas atividades físicas são propícias ao surgimento
de micose? Como tratá-la?................... 63
83. Quem tem varizes pode praticar esportes e exercícios?...... 63
84. O que é uma tibialgia?..................... 64
85. O que é fratura por estresse durante o exercício?........ 64
86. O esporte pode causar cefaleia?................. 64

Parte 5 – Dicas gerais e curiosidades
87. Por que o exercício físico é tão importante para a saúde?..... 68
88. Qual é a real necessidade de praticar exercícios?........ 68
89. Qual é o melhor exercício físico a ser praticado?........ 68
90. Durante a realização dos exercícios, posso utilizar bermudas
térmicas? Elas são úteis?.................... 69
91. Por que sentimos bem-estar após a prática de exercícios?..... 69
92. O que significa pé de atleta, tão comum em algumas atividades?.. 70
93. Que precauções devem tomar aqueles que se iniciam na
prática de exercícios?...................... 70
94. Como o exercício torna as pessoas mais saudáveis?....... 70
95. Qual é o melhor horário para se praticar exercícios?....... 71
96. É melhor nadar ou correr?................... 71
97. Posso utilizar gelo caso haja alguma contusão?......... 72
98. O que é "atividade física"?................... 72
99. Todas as pessoas devem praticar exercícios? Por quê?...... 72
100. O que é ginástica passiva e quais são seus benefícios?..... 73
101. Durante o exercício, qual é o melhor ponto para medir
a pulsação?........................... 73
102. É verdade que abdominal "diminui a barriga"?......... 73
103. Existe algum exercício só para tirar os pneuzinhos da cintura?.. 74

104. Quanta atividade física é necessária para melhorar e manter a saúde e o condicionamento físico? 74
105. O que é o impacto? 74
106. Quais são os principais cuidados ao realizar uma aula de ginástica aeróbica? 75
107. Que exercícios são adequados para uma pessoa sedentária? . . . 76
108. Como posso me tornar fisicamente ativo? 76
109. Quem quer correr deve começar caminhando? 77
110. Em caso de lesões, uso gelo ou compressão? 77
111. O que é mais indicado, correr numa esteira ou ao ar livre? 77
112. Por que a pressão arterial sobe durante a realização de exercícios? 78
113. Como evitar que o exercício se torne prejudicial? 78
114. Com que frequência devo me exercitar e que atividades devo escolher? 78
115. Que exercícios e esportes queimam mais calorias? 79
116. Dormir mal reduz o rendimento durante os exercícios? 80
117. Que atividade devo realizar primeiro: musculação ou exercícios aeróbicos? 80
118. Quando a prática de exercícios é contraindicada? 81
119. RPG pode melhorar o desempenho cotidiano das pessoas? . . . 81
120. O que é ginástica localizada e quais são suas vantagens? 82
121. O exercício rende mais quando feito de manhã ou à noite? . . . 82
122. Todo exercício físico queima gordura? 83
123. Por que se deve respirar corretamente durante o exercício físico? 83
124. Até onde devo ir no alongamento? 84
125. Qual é a idade mínima para realizar exercícios físicos e participar de competições? 84
126. Por que o sono é tão importante para o esportista? 85
127. Por que o final de exercícios físicos deve ser leve? 85
128. Atletas jovens são mais equilibrados quando realizam exercícios físicos? 85
129. O fuso horário atrapalha o rendimento? 86
130. Durante o exercício só se deve usar camiseta branca? 86
131. Após parar o exercício por determinado período, em quanto tempo se perde a forma física? 86
132. Praticar exercícios uma vez por semana ajuda a ter condicionamento físico? 87

133. Durante os exercícios físicos, principalmente as corridas, podem ocorrer bolhas nos pés. Como evitá-las? 87
134. A corrida engrossa as pernas? 88
135. Por que em algumas atividades físicas o homem ganha da mulher? 88
136. Fazer somente musculação emagrece?. 89
137. Por que devemos fazer alongamento? 90
138. Qual é a importância do aquecimento? 90
139. Posso treinar várias vezes ao dia para melhorar minha performance? 90
140. Quem pratica corrida deve fazer musculação para melhorar o condicionamento? 91
141. Deve-se treinar "pesado" durante dias consecutivos? 92
142. É recomendável dormir antes de realizar exercícios físicos? . . . 92
143. Deve-se fazer massagem antes de uma atividade física? 92
144. Um atleta pode fazer sauna normalmente? 93
145. Homens e mulheres podem correr juntos ou isso atrapalha o condicionamento físico e a concentração? 93
146. É verdade que exercícios melhoram a função intestinal? Por quê? 93
147. Adolescentes podem realizar corridas longas? 94
148. O que significa *jogging*? 94
149. O que é necessário para fazer uma boa caminhada? 95
150. Exercício físico pode causar estrias? 96

Referências bibliográficas 97
Índice remissivo 101

Prefácio

O PONTO DE PARTIDA DESTA OBRA é surpreendentemente simples: ao explicar o processo dicotômico entre senso comum e conhecimento científico, Alexandre Vieira apresenta, de forma objetiva, perguntas e respostas que permeiam assuntos teóricos e práticos do universo da educação física e da atuação de professores, técnicos, especialistas e demais interessados, visando satisfazer a necessidade e a curiosidade dos indivíduos.

Para tanto, a obra é embasada em bibliografia e autores especializados em áreas como esporte, atividade física, saúde, nutrição, fisiologia e reabilitação. Seu objetivo é sanar dúvidas e derrubar mitos sobre exercício e atividade física.

O autor atenta ainda para a desmistificação de ideias equivocadas sobre a orientação, a prescrição e o planejamento de exercícios por meio de pesquisas e discussões que explicitam a verdade sobre os paradigmas da qualidade de vida e da promoção da saúde pela atividade física.

Percebendo a importância social da prática esportiva e da atividade física orientada, *Manual da saúde: 150 perguntas e respostas sobre exercício e vida saudável* representa uma ótima

ALEXANDRE VIEIRA

ferramenta para aqueles que desejam aproveitar todos os benefícios de uma vida equilibrada e ativa.

EDUARDO NATALI DELLA VALENTINA
Especialista em Educação Especial e Inclusiva e em Administração e Marketing Esportivo

Apresentação

O PRESENTE LIVRO, cuidadosamente produzido ao longo de diversos anos de trabalho, corresponde a uma realidade que, para muitos é tabu, mito ou algo a desvendar: a prática de exercícios físicos.

Na atualidade, com todo o apoio da tecnologia, ficou muito mais fácil obter informações sobre o que é bom ou não para o nosso corpo; porém, o que é verdade e o que é mentira? Muitas vezes acreditamos naquilo que nos é dito sem nos perguntarmos se é realmente verdade, e com os exercícios físicos não é diferente.

A prática de exercícios é algo que exige conhecimento, tanto por parte do praticante como do profissional da saúde. Apesar disso, muitos indivíduos acreditam que o exercício só é eficaz quando o corpo fica todo dolorido, ou se enrolam em sacos plásticos para transpirar mais, o que pode agredir o organismo. E assim essas informações vão passando de pessoa para pessoa como se fossem verdades comprovadas. Mas muitas não são.

O material aqui apresentado visa servir como referência sobre o que é certo e o que é errado na prática de exercícios físicos regulares. Seu público-alvo é, portanto, a população como um todo, trate-se de iniciantes na prática de exercícios, profissionais da área da saúde ou especialistas que queiram conhecer ainda mais esse universo.

Para tirar toda essas dúvidas, selecionei as 150 perguntas mais comuns sobre o assunto, do simples fato de beber água ao mais complexo questionamento sobre fisiologia. Espero que esta obra possa contribuir significativamente para a desmistificação de muitos tópicos sobre a prática das atividades físicas e ajude as pessoas a ter uma vida mais saudável. Boa leitura!

O AUTOR

PARTE 1

Saúde, nutrição e suplementação

1. A ingestão de açúcar antes de uma atividade é indicada?
A ingestão de alimentos ou líquidos com açúcar deve ocorrer dez minutos antes do início de um exercício ou de uma competição. Quando se ingere açúcar uma hora antes de uma atividade, por exemplo, o pâncreas produz insulina, que pode causar uma hipoglicemia desagradável. Como durante o exercício o pâncreas não produz insulina, o açúcar ingerido pouco antes da atividade demora para ser absorvido e acaba se transformando em fonte de energia. É como se o atleta estivesse enganando o pâncreas.

2. Quanto tempo devo esperar para praticar atividades físicas depois das refeições?
Depende muito da refeição. Se a alimentação for leve, com saladas, suco e torradas, a digestão será fácil e rápida, durando aproximadamente uma hora. Porém, se a comida for gordurosa, permanecerá mais tempo no estômago. Diante disso, qualquer movimento que contraia a barriga será incômodo – ou seja, a quantidade de sangue não será suficiente para atender às necessidades dos músculos e do aparelho digestivo simultaneamente.

3. Pode-se praticar exercício físico em jejum?
É preciso ter muito cuidado nesse tipo de situação, principalmente se você acabou de acordar. Os estoques de glicogênio estão quase esgotados, uma vez que ninguém se alimenta durante o sono. Essa hipoglicemia aumenta a produção do hormônio de crescimento, que tem grande poder lipolítico – ou seja, de decompor a gordura para produzir energia. Assim, a gordura passa a ser o combustível principal do organismo.

Pessoas com problemas cardíacos não devem praticar atividades físicas em jejum.

4. Qual é o intervalo indicado entre a alimentação adequada e o início do exercício físico?

É fato que alimentação e exercício sempre caminham lado a lado. Quando o indivíduo não está praticando exercícios, seus músculos concentram apenas 20% da quantidade total de sangue do corpo. Rins, cérebro, fígado e sistema digestivo ficam com quantidades muito maiores. Durante o exercício físico, o fluxo sanguíneo vai sendo atraído pela musculatura numa proporção crescente, conforme o tempo e a intensidade da atividade. Em alguns casos, a musculatura chega a ficar com até 80% de todo o sangue circulante, havendo significativa diminuição de sangue nos outros órgãos. Esse é o motivo básico pelo qual se deve aguardar certo tempo para se exercitar após as refeições. Durante o processo de digestão e absorção dos alimentos, o sistema digestivo também requer muito sangue para funcionar. Quando a refeição que antecede a atividade física for muito leve, do tipo lanche, deve-se fazer um intervalo de uma a duas horas. Quando essa refeição for um almoço ou jantar, é conveniente aguardar cerca de três horas e meia, tempo esse que pode chegar a quatro horas se a última refeição incluiu alimentos gordurosos, de digestão mais difícil e demorada.

5. Durante o exercício, a falta de carboidrato no organismo é realmente perigosa? Por quê?

Sim, muito perigosa. Isso se observa muito em pessoas que fazem atividade física ao mesmo tempo que se submetem a regimes alimentares de baixas calorias e com pouco aporte de carboidratos. Como a glicose (carboidrato, hidrato de carbono ou açúcar) é estocada nos músculos e no fígado na forma de glicogênio, baixar esse estoque deixa os músculos muito fatigados, com pouco rendimento e sensação de fraqueza. Em médio e longo prazo, aparecem sintomas semelhantes aos do overtraining (excesso de treinamento). Nessas condições, o organismo vai buscar energia nas proteínas, o que consome o tecido muscular, gerando enfraquecimento e diminuição do tônus muscular e provocando repercussões estéticas no rosto. Portanto, é preciso não cometer esse erro alimentar nos regimes aliados aos exercícios para emagrecimento.

6. Como deve ser a alimentação de quem se exercita?
Sem dúvida deve ser a mais saudável possível. Aliás, a alimentação de todos os indivíduos deveria ser assim. Se falarmos em longevidade, devemos pensar também em que tipo de alimento estamos ingerindo. Ninguém consegue comer demais depois que faz exercício. Normalmente, depois do almoço, quando ingerimos muitas calorias, ficamos com sono. Uma boa recomendação é fazer uma refeição grande, como café da manhã completo ou almoço de duas a quatro horas antes do exercício, respectivamente. Se o tempo entre a última refeição e o horário do início do treino for inferior (como as pessoas que acordam e vão treinar imediatamente), priorize apenas os carboidratos (pão, biscoito ou bolo simples, barra de cereais, géis de carboidrato*,

---

* Energéticos disponíveis em sachê ou em pó, recomendados pela praticidade e eficiência durante o esporte. Além disso, proporcionam recuperação adequada dos músculos.

frutas) e dispense as proteínas (leite, queijo, iogurtes) e as gorduras em geral. Isso melhora a absorção dos carboidratos, que são essenciais para a hora do treino, pois garantem energia, e não "pesam" no estômago. Alguns alimentos ricos em fibras, como cereais fibrosos, grãos, hortaliças cruas e certas frutas, como laranja com bagaço ou abacaxi, não são recomendados nesse momento, pois podem causar desconforto intestinal.

7. Devo beber ou comer durante o treino?

Depende do treinamento realizado. A única maneira de conservar os níveis de energia durante um treino longo ou uma volta de bicicleta longa é ingerir hidratos de carbono e água durante a atividade. Se o treino ultrapassar uma hora e meia é recomendável recorrer às bebidas (bebidas isotônicas ou água), às barras energéticas, a frutos secos ou aos complementos em gel.

8. Qual é o melhor líquido para hidratação durante os exercícios?

Na verdade, o melhor de todos é aquele que, além de desempenhar as funções de reidratação e reposição mineral, agrade ao paladar de quem o ingere. Nesse aspecto, a água mineral de boa procedência agrada a todos. Mas os sucos e os reidratantes comerciais são excelentes. A própria água de coco também pode ser usada com vantagem, pois é rica em sais minerais. Você precisa beber bastante água – e não espere sentir sede, pois esse é o sinal de que você já começou a se desidratar.

9. Ao realizar exercícios físicos, o café pode ser estimulante?

A cafeína libera catecolaminas (adrenalina e noradrenalina) que são importantes na atividade física, mas elas também podem ser liberadas por estímulos mais naturais. A cafeína, em boa quantidade (uma xícara grande, por exemplo), eleva os níveis sanguíneos dos ácidos graxos livres, chegando ao ápice três ou quatro horas após a ingestão, o que facilita a atividade aeróbica. Pequenos efeitos estimulantes alcançam também o cérebro de maneira muito rápida, pois a absorção gástrica do café ocorre entre 30 e 90 minutos após a ingestão. Esse efeito estimulante central é maior nas mulheres que nos homens e menor nos tabagistas.

De todas as fontes de cafeína, o café reina absoluto, pois um copo da bebida tem quase o dobro de cafeína que o chá e o refrigerante do tipo cola. É preciso esclarecer que esse efeito estimulante só se dá nos esportes aeróbicos e não tem ação nos anaeróbicos de velocidade, de força e de potência. Mas cuidado: exageros no café podem esbarrar nos exames de antidopagem. As leis internacionais oferecem um limite para a quantidade de cafeína na urina a partir do qual o exame é considerado positivo. Para que isso aconteça é necessário que o atleta tome aproximadamente 35 xícaras pequenas de café nas 12 horas que antecedem sua exibição. É um exagero numérico que não compensa fisiologicamente, por seus efeitos reduzidos.

10. O que são líquidos isotônicos? Posso ingeri-los durante os exercícios?

São bebidas que contêm sais minerais quase na mesma concentração dos fluidos do corpo humano e, portanto, do próprio suor. Os líquidos à venda no mercado que se propõem a reidratar atletas são mais eficazes se forem isotônicos. Alguns, além do sódio, potássio, cálcio, fósforo e magnésio, têm adição de carboidratos, o que é correto, principalmente se estes forem à base de maltodextrina. Nunca é demais dizer que a ingestão de líquidos durante atividade física deve ser obrigatória, mesmo que o atleta não sinta sede.

11. Usar diurético para emagrecer é realmente perigoso?

Sim, pois essa prática diminui a força muscular, aumenta a frequência cardíaca e diminui o rendimento cardíaco, sem falar na espoliação de minerais importantes, principalmente o magnésio, o que prejudica muito o metabolismo.

12. Por que é recomendável tomar suco de laranja após um treino de esforço?

Esse é um bom costume de muitos atletas. Um copo de suco de laranja repõe quase todo o potássio, o cálcio e o magnésio que foram perdidos em mais ou menos dois litros de suor. Isso é muito importante, porque quando se pensa em reidratação não está se falando simplesmente em reposição de líquidos, mas também, e principalmente, em reposição mineral.

13. Quanto líquido devo ingerir após uma atividade a fim de me hidratar?

É muito difícil medir esse valor, mas se em geral devemos ingerir dois litros de água quando não estamos nos exercitando, essa quantidade deve ser aumentada para no mínimo três litros quando se pratica atividade física. Nos dias quentes, a ingestão de água precisa ser ainda maior, pois o suor perdido pelo calor e pelo esforço precisa ser reposto de qualquer maneira.

14. Pode-se beber líquido durante o exercício?

Beber água é obrigatório para quem pratica esportes, mesmo que não tenha sede. Quem pratica atividades muito curtas, de poucos minutos, não precisa ficar atento à hidratação. Mas as atividades que excedem os 30 minutos e provocam sudorese, demandam a ingestão de água. Algumas regras precisam ser observadas: evitar beber grande quantidade de um só gole – é melhor ir aos poucos; preferir a água mineral à água potável comum, pois a primeira é mais rica em sódio e potássio; preferir a água fresca, evitando a muito gelada; em atividades longas, beber um copo a cada 20-30 minutos; em jogos com intervalos, o ato de beber deve ser estimulado; em alguns momentos a água pode ser substituída por laranjada, limonada ou por líquidos isotônicos. Quando se faz uma boa reidratação, o peso no dia seguinte a uma atividade longa deve estar igual ao peso de antes do esforço.

15. É bom ingerir vitaminas durante a prática de exercícios?

Não necessariamente. É preciso procurar um endocrinologista ou nutricionista, dependendo do seu objetivo. Muitos esportistas tomam vitaminas para melhorar o desempenho, mas não têm hora certa para ingeri-las. É certo que a melhor hora para fazê-lo é durante as refeições, pois as vitaminas precisam dos sais minerais dos alimentos para ser mais bem absorvidas. Vitaminas associadas a sais minerais devem ser tomadas fora do horário das refeições.

16. Os aminoácidos podem ser considerados esteroides anabólicos?

Absolutamente não. Essas duas substâncias são completamente diferentes. Os aminoácidos são elementos que, quando unidos, formam as proteínas. Os suplementos de aminoácidos podem ser tomados pelos atletas para ganhar mais massa muscular com os exercícios adequados.

Já os esteroides anabólicos (sejam eles naturais ou sintéticos) são hormônios masculinos que ajudam artificialmente e de maneira perigosa os músculos a fixar mais proteína, com ganhos exagerados nas dimensões corporais. Os aminoácidos, que não são proibidos, se ingeridos como suplementos, com critério e ciência, podem restabelecer os músculos esgotados por exercícios intensos.

PARTE 2

Saúde e fisiologia

17. Os géis anti-inflamatórios são indicados contra as dores musculares advindas do exercício físico? É fato que toda medicação, seja ela subcutânea ou não, deve ser primordialmente estabelecida e receitada por um médico. Diante disso, está absolutamente comprovado que o uso na pele de substâncias na forma de gel permite intensa penetração do agente ativo, provocando ação anti-inflamatória nos tecidos logo abaixo do local da aplicação e chegando até a camada muscular. Vários trabalhos científicos demonstram a segurança dessa forma de aplicação terapêutica.

18. Por que durante alguns exercícios os membros superiores ficam pesados e as mãos incham moderadamente? Essas sensações de peso e inchaço estão ligadas à circulação sanguínea deficiente. Depois de ser bombeado para os tecidos, o sangue deve voltar para o coração. Nos pés, isso ocorre com facilidade. Porém, nos membros superiores, que ficam quase que "pendurados" no corpo, a história é diferente.

19. Os anti-inflamatórios tópicos ajudam na recuperação de tensões musculares? Está comprovado que o uso, na pele, de substâncias na forma de gel permite intensa penetração do agente ativo, promovendo ação anti-inflamatória nos tecidos (abaixo do local da aplicação, chegando até a camada muscular). Vários trabalhos científicos que usam substâncias radioativas demonstram a segurança dessa forma de aplicação terapêutica. O ideal é aplicar no local lesionado de 4 cm a 6 cm lineares do gel, espalhando-o suavemente até o seu total desaparecimento. Repetir a operação, de quatro a seis vezes ao dia.

20. **Durante alguns exercícios, principalmente os aeróbicos, ocorrem dores abdominais. Por quê?**
Essa dor que ocorre nas laterais do abdome é causada pela má respiração durante a prática de atividade física ou mesmo antes da atividade. Essas dores são consideradas espasmos abdominais, os quais surgem normalmente durante o exercício físico, em especial quando se está começando. Quando a dor surge é aconselhável diminuir a intensidade do treino; para preveni-la, é preciso começar o treino de forma menos intensa e aumentar a intensidade aos poucos. Também não se recomenda comer duas horas antes da atividade. A dor abdominal acomete iniciantes e até profissionais, mas se os sintomas surgirem sem a prática de atividade física procure imediatamente um médico.

21. **É verdade que os aparelhos anunciados na mídia acabam com as gorduras localizadas no abdome?**
Não. Os aparelhos anunciados para exercitar o abdome fortalecem a musculatura, mas sozinhos não deixam a barriga sarada. Para perder a gordura localizada na barriga e ter um abdome bonito não basta realizar apenas os exercícios abdominais. É preciso ter uma dieta balanceada, fazer exercícios aeróbicos de cinco a seis vezes por semana, de 30 a 60 minutos, com intensidade de moderada a forte, abdominais três vezes por semana e cuidar também da postura.

22. **É normal ficar com o corpo dolorido após o exercício?**
É normal, porém uma dor persistente não é desejável, podendo indicar excesso de esforço; nesse caso, diminua o ritmo. Os músculos podem ficar doloridos dois ou três dias após

as atividades, em especial se você estiver há algum tempo sem se exercitar.

23. Quais são os reais benefícios de exercícios aeróbicos, como corrida e futebol, entre outros?

Em primeiro lugar, vamos à definição de exercícios aeróbicos: são aquelas atividades longas em que a frequência cardíaca alvo pode ser mantida facilmente dentro dos limites. É o caso da caminhada, do *jogging*, da corrida, da natação, do ciclismo recreativo, da ginástica aeróbica. Alguns esportes, como futebol, basquetebol e tênis, por exemplo, alternam metabolismo aeróbico e anaeróbico. Os exercícios aeróbicos, quando realizados com regularidade, trazem benefícios incontestáveis para todo o corpo humano. Vejamos:

- Coração: aumento do volume do órgão, diminuição da frequência cardíaca de repouso e aumento da quantidade de sangue liberada em cada sístole.
- Sistema vascular: as artérias ficam mais flexíveis, o que diminui a possibilidade de deposição de placas de gordura, além de ocorrer aumento da vascularização dos músculos e do miocárdio e diminuição relativa da pressão arterial.
- Sangue: os glóbulos vermelhos passam a carregar mais hemoglobina e portanto mais oxigênio, a taxa de colesterol cai e a metabolização dos açúcares é facilitada.
- Pulmões: os músculos da caixa torácica se desenvolvem e ocorre melhor captação do oxigênio nos alvéolos pulmonares.
- Músculos: cresce a rede vascular, o que dá maior eficiência ao trabalho muscular.

- Sistema nervoso e psíquico: liberação de tensões, diminuição do estresse, melhora da qualidade do sono e reforço da autoimagem.

Assim, do ponto de vista metabólico, as vantagens são incontáveis, e isso espalha reflexos positivos por todo o corpo.

24. O que é isometria e qual é o tempo correto para utilizar esse método? Ele serve para todas as pessoas?

A isometria é um método de treinamento que desenvolve hipertrofia e força musculares através de contrações estáticas, isto é, a contração é máxima, mas não há movimento articular ou deslocamento de carga. O exemplo clássico de um esforço isométrico é o ato de empurrar uma parede: a força é máxima, mas nada se desloca. Atualmente, exercícios isométricos são muito usados em reabilitação de lesões, principalmente de joelho. Em posição deitada dorsal, o membro inferior é elevado sustentando uma carga, chega aos 45 graus e aí se mantém com esforço isométrico. Recomenda-se que nas sessões iniciais dessa recuperação se use 50% da carga máxima que o quadríceps aguenta. O tempo de permanência em posição de isometria varia de três a 12 segundos, mas na prática prefere-se sempre o tempo de seis segundos.

O ideal é que todos sigam esse caminho para tirar o máximo de proveito da atividade. Porém, se a pessoa tiver mais de 30 anos, é imprescindível que vá ao médico antes de começar a se exercitar. É importante lembrar que todo exercício envolve comprometimento e orientação.

25. O que significa limiar anaeróbio?

Quando se faz uma atividade aeróbica, os músculos utilizam oxigênio que é trazido do coração pelo sangue. A quantidade desse oxigênio e o uso pelo músculo são chamados de consumo de oxigênio. Quando se aumenta a intensidade do exercício, a quantidade de oxigênio requerida pelos músculos também aumenta. Quando a quantidade de oxigênio que chega é menor do que aquela que os músculos requerem, entra em ação o metabolismo anaeróbico, com a consequente formação de ácido lático. O ponto de transformação do metabolismo aeróbico em anaeróbico é chamado de limiar anaeróbio e ocorre tanto mais tarde quanto mais treinado estiver o indivíduo.

26. Sentir câimbras significa falta de cálcio?

Essa pergunta gera muitas discussões. Câimbras são contrações involuntárias e dolorosas dos músculos e aparecem geralmente pela falta das seguintes substâncias: água, sódio, potássio, oxigênio, glicose e até mesmo cálcio. Até o frio pode provocar câimbras, pois restringe a circulação. O cálcio, além de ser um importante componente dos ossos, participa da membrana muscular. Se ele está em baixa, de fato aparecem as câimbras. Para evitá-las, portanto, uma boa alimentação é essencial. O cálcio está presente no leite e nos seus derivados. O sódio é encontrado no sal e o potássio pode ser obtido na banana e na água de coco.

27. Exercícios muito intensos podem trazer estresse físico? O que fazer neste caso?

Sim, podem. Algumas pessoas que praticam exercícios muito intensos experimentam sensações de estafa um pouco antes de atingirem a síndrome de overtraining (excesso de treinamento), que é mais desastrosa. Diante disso, é possível tomar algumas providências antes que tudo piore: diminuir a atividade física, dormir o bastante, fazer massagens relaxantes, ioga e sauna, equilibrar a dieta, aumentar o tempo de lazer, usar antioxidantes, tomar aminoácidos que contenham triptofano e L-tirosina. Não se deixar abater pelo cansaço. Todas essas dicas valem também para indivíduos sedentários que estão em processo de estresse físico e mental.

28. O que é dor muscular tardia?

Quando se fica muito tempo sem atividade física e de repente se faz um exercício moderado ou intenso, é inevitável o surgimento de uma dor que atinge grandes grupos musculares, que aparece no dia seguinte e costuma durar de dois a três dias. Muitos autores tentaram identificar sua causa. De todas as teorias, a melhor é aquela que preconiza que essa mialgia é causada por microrroturas do tecido muscular e do tecido conjuntivo que envolve as fibras e os fusos musculares. De fato, algumas pesquisas encontraram a substância hidroxiprolina nesses músculos, o que indica danos no tecido conjuntivo. Quando ela aparecer, deve-se usar um relaxante muscular, associado a um anti-inflamatório (ambos prescritos pelo médico), compressas quentes, saunas etc. Não se deve ficar sem exercícios nesses dias; exercícios aeróbicos breves (por exemplo, 15 minutos) e alongamentos estáticos por dois minutos nos músculos atingidos são medidas muito importantes para facilitar a recuperação muscular. Evidentemente, na vigência da dor, os grandes esforços devem ser evitados.

29. Qual é a importância de calcular a frequência cardíaca?

A frequência cardíaca (FC) é o número de vezes que o coração bate por minuto, para bombear sangue para as diversas partes do corpo. Monitorá-la tem grande importância no sucesso de seu programa de atividade física, em especial nas atividades aeróbicas como a corrida, já que os batimentos refletirão a capacidade que o coração tem de abastecer seu corpo com oxigênio. Quanto mais oxigênio é transportado pelo sangue, melhor seu condicionamento físico. A FC varia de indivíduo para indivíduo, dependendo do estado de condicionamento físico, da alimentação, da qualidade de vida e de fatores ambientais. A média considerada adequada está entre 60 e 100 bpm.

30. O que são câimbras e por que elas aparecem?

Câimbra é um processo que ocorre nas contrações musculares que impede que a fibra muscular se descontraia depois de ter sido contraída. Quando isso ocorre, o músculo fica túrgido (duro) e uma dor forte aparece no local. Este processo denomina-se "tetania" e tem causas ainda desconhecidas (há algumas explicações, mas nenhuma delas completamente satisfatória). Um bom procedimento para evitar que as câimbras aconteçam é ter uma alimentação rica em potássio, mas caso elas ocorram a solução é alongar o músculo e mantê-lo assim por alguns segundos. No caso das pernas, deixa-se o joelho estendido, força-se a ponta do pé para cima (flexão dorsal do pé) e mantém-se essa posição por mais ou menos 30 segundos, tempo geralmente suficiente para a câimbra desaparecer. Se ela voltar, deve-se repetir a manobra. Da mesma forma, numa câimbra abdominal (do músculo reto anterior do abdome), deixa-se a pessoa deitada em decúbito dorsal e ergue-se o tronco do chão, fazendo uma extensão do abdome. Em cada segmento corporal onde a câimbra aparecer, deve-se fazer um movimento inverso de alongamento àquele que está sendo provocado pela contração dolorosa.

31. O que é VO_2 máximo?

O VO_2 máximo, ou consumo máximo de oxigênio, é a máxima quantidade de oxigênio que o organismo é capaz de utilizar para fazer uma atividade aeróbica, isto é, em que a produção de energia para os movimentos é dependente de uma fonte aeróbica. Esse consumo depende da qualidade do ar que inspira, da saúde pulmonar para absorvê-lo e fazer a hematose, da quantidade de hemoglobina no sangue que transporta o oxigênio e da quantidade de mitocôndrias musculares. Qualquer deficiência em todo esse circuito vai diminuir o valor do consumo máximo de oxigênio e, portanto, a capacidade aeróbica do indivíduo. Nosso valor de VO_2 é determinado pela hereditariedade, mas pode ser modificado pelo treinamento. Existem também variações por idade: o maior consumo máximo de oxigênio de uma pessoa se dá entre os 18 e os 25 anos e então começa a diminuir progressivamente – embora isso possa ser invertido pelo treinamento, dentro de certos limites. Com relação ao sexo, o VO_2 das mulheres é, em média, 20% menor que o dos homens, mas mulheres bem treinadas passam a ter o VO_2 maior do que homens não atletas.

32. A musculação é considerada uma atividade aeróbia?

Não, pois as principais vias energéticas nos treinos de musculação são anaeróbias. Assim, há a produção de energia sem o uso de oxigênio.

33. O que é ATP e qual é sua importância para o organismo? As fibras musculares só se contraem para fazer nossos movimentos quando usam energia liberada pela desintegração do trifosfato de adenosina, ou ATP. Os alimentos energéticos (carboidratos, gorduras e proteínas), quando decompostos no organismo, produzem ATP, que é armazenado nas fibras musculares. Portanto, é o nosso corpo que fabrica nossa energia (ATP), ela não existe diretamente em nenhum alimento nem está disponível em qualquer medicamento. Quimicamente, o ATP é composto por uma proteína – adenosina – ligada em série a três radicais fosfatos de alta energia. É o rompimento dessas ligações de fosfato que libera a energia que o músculo usa para se contrair.

34. O que são anfetaminas e quais são seus efeitos colaterais? Infelizmente, muitas pessoas – inclusive atletas – usam anfetaminas como inibidoras do apetite. Buscam emagrecimento e fazem exercícios intensos para queimar calorias. Alguns usam as anfetaminas como estimulantes do sistema nervoso central para obter melhores resultados esportivos. Entretanto, as anfetaminas (que apenas médicos especialistas podem receitar) apresentam inúmeros efeitos colaterais que às vezes, erroneamente, são atribuídos aos exercícios. Os principais são: dores de cabeça, tonturas, certo grau de confusão mental, insônia, elevação da pressão arterial e aumento da frequência cardíaca. Por outro lado, a associação de anfetaminas com calmantes (diazepínicos), diuréticos e estimulantes da tireoide – que apesar de proibidos são usados em regimes de emagrecimento – é perigosa e muitas vezes tem consequências desagradáveis. Somente médicos especialistas e muito familiarizados com as indicações dessas drogas podem receitá-las.

35. Qual é a maneira correta de tomar a pulsação?

Com certeza é na artéria radial, no punho. Quando se toma a pulsação na artéria carótida (no pescoço), corre-se o risco de comprimi-la em demasia, determinando sua semioclusão, o que por via reflexa baixa a frequência cardíaca ou produz anormalidades nos batimentos. Além disso, barorreceptores (pequenas terminações nervosas sensíveis à pressão), localizados no pescoço, fazem reflexamente uma diminuição da frequência cardíaca quando estimulados pela pressão dos dedos.

36. O que é estiramento muscular? Que fazer caso ele aconteça?

Trata-se do semirrompimento das fibras dos músculos, causado normalmente por esforço extremo ou distensão do músculo, como em uma abertura muito forte das pernas (espacate). O tratamento é simples: anti-inflamatório, repouso e paciência, pois o tempo de recuperação varia de acordo com a lesão. O gelo só é recomendado nas primeiras 24 horas da lesão.

37. O que significa "glicogênio"?

O glicogênio é a forma pela qual a glicose (açúcar) vinda da alimentação é armazenada em nosso corpo. Seus depósitos são o fígado e os músculos (60%). O glicogênio do músculo é usado para a contração muscular, enquanto o do ligamento é usado no metabolismo das outras células. Como ele fica no músculo em sua maior parte, isso não significa que comendo carne estejamos aumentando o estoque de glicogênio porque, quando se mata o animal, seu glicogênio é quase todo transformado, restando só uma pequena quantidade. Definitivamente, nosso aporte de glicogênio só pode ser feito pela ingestão de carboidratos (açúcar).

38. O que é quer dizer "coração de atleta"?

É o aumento do volume do coração à custa da dilatação das câmaras cardíacas (átrios e principalmente ventrículos) que ocorre como adaptação fisiológica importante do sistema cardiovascular aos exercícios aeróbicos praticados regularmente durante meses e anos de treinamento. Normalmente, a capacidade do coração do homem fica entre 700 e 800 ml, e da mulher, entre 500 e 600 ml. Atletas homens muito bem treinados aerobicamente costumam chegar a 1000-1300 ml. Já as atletas atingem 1000-1100 ml. A suspensão longa das atividades aeróbicas causa progressiva redução desse volume aumentado, que é muito benéfico para o organismo.

39. O que é tendinite de aquiles e como evitá-la?

Trata-se do processo inflamatório do tendão de aquiles que, se não tratado convenientemente, pode evoluir para a cronicidade e até progredir para uma rotura do tendão. Corredores, saltadores e praticantes de qualquer modalidade esportiva que solicita muito o tendão são as principais vítimas da tendinite de aquiles. A dor é leve no início, insidiosa, e costuma desaparecer durante o exercício, reaparecendo logo depois dele. O tendão apresenta um ponto doloroso à palpação e com o tempo essa dor pode se espalhar por quase todo o membro. Movimentos de flexão dorsal do pé, em que o tendão fica muito esticado, também provocam o aparecimento de dor. A ultrassonografia é negativa nesse estágio. É claro que a suspensão da atividade física é muito benéfica enquanto se faz o tratamento. Mas, nos casos bem leves, é possível tomar algumas providências que permitem o tratamento em concomitância com a continuidade dos exercícios: diminuir a duração e a intensidade dos treinos; substituir o chão duro por grama, areia ou solo sintético; usar salto de 0,5 cm de material amortecedor; aplicar 20 a 30 minutos de gelo após cada treinamento; usar anti-inflamatório tópico em massagens suaves, quatro vezes ao dia; fisioterapicamente, preferir o uso de ultrassom.

40. O que significam os termos "overuse" e "overtraining"?
Overuse (superuso) e overtraining (supertreinamento) indicam excesso de treinamento. Cada dia mais, atletas e esportistas padecem dessas síndromes, em virtude dos exageros a que estão levando seus treinamentos. Numa explicação simplista, o overuse se dá quando esse excesso acomete apenas uma parte do corpo humano, isto é, atinge um único local. Exemplos: tendinite de aquiles, fratura por estresse, fascite plantar etc. No overtraining, o excesso atinge o organismo por inteiro, como se fosse uma grande estafa física e mental, com repercussões negativas em vários sistemas do corpo.

41. Quem se contunde mais durante a prática de exercícios físicos, homens ou mulheres? Por quê?
Quando se fala de esportistas e não de atletas, as estatísticas apontam que as mulheres têm mais lesões que os homens. Isso pode ser explicado porque as mulheres têm inserções musculares nos ossos um pouco mais frágeis e os fatores hormonais podem (não é regra) gerar uma pequena vulnerabilidade física. Mas, quando se fala de atletas treina-

das ou de atletas de alto nível, as estatísticas de lesões são praticamente semelhantes nos dois sexos.

42. É recomendável inalar oxigênio para melhorar o rendimento durante a atividade física?

Não. Muitos atletas ainda insistem na prática de inalação de oxigênio imediatamente antes de suas atividades. Alguns ainda o fazem em pequenos intervalos da prática desportiva. Nenhuma experiência científica comprovou até hoje benefícios dessa prática.

43. Exercícios aeróbicos hipertrofiam os músculos?

A princípio, não, pois os músculos só se hipertrofiam com exercícios que usam carga (pesos ou resistências). Mas as atividades aeróbias (corrida, natação, ciclismo etc.) melhoram o tônus muscular, o que dá um aspecto anatômico mais definido aos músculos. Além disso, ajudam na postura geral, o que acaba melhorando o aspecto muscular. Mas é na intimidade do tecido muscular que os exercícios aeróbicos apresentam seus efeitos mais importantes: aumento da rede vascular, maior eficiência do trabalho dos músculos, aumento de até 80% na concentração de mioglobina (uma proteína muscular à qual se prende o oxigênio) e melhora da coordenação neuromuscular.

44. Respirar pela boca prejudica o rendimento?

Pessoas que respiram predominantemente pela boca, tanto na inspiração quanto na expiração, apresentam queda sensível no rendimento esportivo. Quando se respira pela boca, o ar não sofre filtragem, pré-aquecimento ou umidificação, como acontece na respiração nasal. Infecções de amígdalas, adenoides, faringes e brônquios são muito frequentes nesses indivíduos. O respirador bucal apresenta geralmente palato estreito e muito curvo, mordida aberta, lábios entreabertos, cabeça e pescoço inclinados para a frente, tórax pouco desenvolvido, expressão de cansaço e sonolência. Sua capacidade aeróbica fica diminuída e a mastigação prejudicada atrapalha a digestão. O método mais moderno de correção chama-se "straight ware", técnica especializada da ortodontia que fundamentalmente usa aparelhos metálicos e plásticos pequenos e bem adaptáveis que modificam a posição do palato duro (ou céu da boca). Em muitos casos, a correção é capaz de melhorar a capacidade aeróbica em 15% a 20%.

45. O que é frequência cardíaca máxima e como calculá-la?

A frequência cardíaca máxima (FCM) é o máximo número de batimentos cardíacos que se pode admitir num trabalho físico aeróbio. A partir daí, até mesmo os grandes atletas estão correndo sérios riscos cardíacos e passam a fazer trabalho anaeróbico – com a inconveniente produção e acúmulo de ácido lático. A FCM é calculada diminuindo-se a idade da pessoa do número 220, isto é: FCM = 220 – idade.

46. Qual é a frequência cardíaca ideal para quem quer emagrecer?

Vários trabalhos científicos comprovam que exercícios aeróbios como coadjuvantes no processo de emagrecimento devem ser feitos com valores em torno de 60% a 75% da FCM. Esse percentual, aparentemente baixo, se mantido por tempo acima de 30-40 minutos, é muito mais produtivo na queima de gordura corporal do que quando são usadas frequências cardíacas mais altas. Para perder gordura, os batimentos devem ficar entre 60% e 75% da sua frequência cardíaca máxima. Há quem desrespeite esse limite, o que pode levar a um mal-estar súbito, provocando desmaios e problemas cardiovasculares.

47. O que é distensão muscular?
A distensão é na verdade a rotura de um músculo, rotura essa que pode atingir tanto algumas fibras como o músculo por inteiro. Entre as causas da distensão estão a falta de aquecimento e alongamento e o próprio cansaço muscular, mas o agente principal é sempre um movimento forte de rápida contração ou um movimento exagerado contra uma grande resistência. A de primeiro grau, também chamada de estiramento, é aquela em que a quantidade de fibras que se rompe é muito pequena. A de segundo grau reflete a rotura de um número significativo de fibras e é quase sempre sentida como se fosse uma pedrada ou estilingada. A de terceiro grau é a rotura transversal de todo o músculo; é a pior de todas e reduz drasticamente a capacidade de articulação do músculo.

48. O que são radicais livres?
São átomos que circulam pelo organismo desemparelhados, ou seja, sem que estejam ligados a outros átomos. O oxigênio que respiramos reage com inúmeras moléculas no organismo, formando esses radicais livres. Esse processo é cumulativo e sobrecarrega o organismo, que perde a capacidade natural de eliminá-los. Os radicais livres são responsáveis por vários processos bioquímicos que atrapalham o metabolismo celular e provocam o envelhecimento das células. Indiví-

duos submetidos a esforço físico exagerado tendem a aumentar seus radicais livres, com prejuízos no rendimento físico. Algumas substâncias chamadas antioxidantes reagem com esses elétrons ímpares e formam substâncias estáveis. Os principais antioxidantes que combatem os radicais livres são: vitamina A, vitamina B6, vitamina C, vitamina E, magnésio, zinco, cobre e selênio, que podem ser encontrados em suplementos vitamínicos e também em determinados alimentos.

PARTE 3

Saúde, terceira idade, crianças e mulheres

49. Pessoas na terceira idade podem praticar exercícios físicos?
Não só podem como devem. Os médicos dizem que nunca é demasiado tarde para nos tornarmos mais ativos e sentir os benefícios de fazer exercícios. As pessoas mais idosas que tenham dificuldade de se levantar ou de se locomover podem beneficiar-se da prática de exercício físico e sentir-se mais ativas e mais felizes.

50. Exercícios físicos para a terceira idade podem ser realizados com pesos?
Sim. Aliás, sabe-se que, a partir dos 30 anos de idade, o homem vai perdendo aproximadamente 1% da forma muscular a cada ano. A recuperação dessa perda pode ser feita com trabalhos de resistência muscular localizada do tipo três séries de dez repetições para cada grupo muscular, três vezes por semana. O início do programa deve se dar com cargas leves e a progressão da resistência deve ser lenta e gradual, nunca chegando à carga máxima. Ainda que esse tipo de atividade cause hipertensão arterial durante sua realização, a pressão arterial em repouso não se modifica. Se o idoso, mesmo que depois de 60-70 anos, tem boa saúde cardiovascular, não há contraindicação desses exercícios, desde que feitos com critério e supervisão. Se esse trabalho for associado com exercícios aeróbicos do tipo caminhada, corrida, natação, o ganho no desempenho muscular e na postura é maior ainda.

51. É verdade que o exercício melhora a memória do idoso?
Não podemos generalizar, mas segundo algumas pesquisas o exercício ajuda a regularizar a memória do idoso. Trabalhos

científicos americanos envolvendo grande número de idosos divididos em dois grupos, sedentários e esportistas, mostraram um quociente de inteligência maior naqueles que fazem atividade física regular. A explicação pode estar na maior irrigação sanguínea de todo o corpo, que evidentemente também atinge o cérebro. Outra explicação seria a de que os exercícios liberam adrenalina, responsável por sensações de alerta no cérebro.

52. Exercício físico ajuda a crescer?
Não necessariamente, pois a altura é fundamentalmente genética. Alguns autores chegam a afirmar haver estímulo do crescimento ósseo em comprimento e largura nos jovens que praticam esportes, mas esses trabalhos ainda pedem confirmação. Entretanto, como a prática de atividades esportivas confere às pessoas uma postura mais ereta, alguns indivíduos em crescimento acabam por parecer um pouco mais altos. Por outro lado, entre os 14 e os 17 anos, exercícios muito violentos ou com exagero de impacto (saltos) podem inibir os núcleos de crescimento ósseo, prejudicando a altura final.

53. Crianças podem fazer musculação?
Não devem, pois entre os 6 e os 12 anos de idade elas desenvolvem 1/3 da altura total e uma boa parcela de força. Portanto, nesse período não se deve provocar qualquer acréscimo de carga. Na pré-puberdade (10 a 12 anos) e na puberdade (aproximadamente 15 anos), as epífises de crescimento estão trabalhando intensamente, e esforços com cargas podem prejudicar o crescimento. A partir dos 14 anos, o jovem já pode ter contato com aparelhos e pesos, mas isso deve ser

feito sob supervisão, sempre com cargas muito leves. Trabalhos de hipertrofia, com cargas pesadas e progressivas, só poderão ser feitos a partir dos 17 anos, quando a maioria dos núcleos de crescimento já está fechada e a musculatura reage mais facilmente a sobrecargas.

54. Crianças podem participar de caminhadas?
Sem dúvida, principalmente nos dias de hoje, em que o videogame e os computadores fazem parte do dia a dia delas, tornando-as sedentárias. Caminhar é uma excelente forma de as crianças adquirirem hábitos de vida ativa. Se os pais mostrarem entusiasmo com a ideia de um passeio pela montanha, é mais provável que transmitam esse sentimento às crianças. É também importante tratar a caminhada como uma atividade de exploração e de aventura e caminhar no ritmo das crianças – não importando quantas vezes elas parem para olhar a paisagem. Leve alguma coisa para comer e bastante água; tente encontrar algo que as motive, tal como um castelo, um parque infantil ou um passeio de barco num lago. Se as crianças experimentarem a caminhada de forma divertida, é mais provável que a queiram fazer mais vezes.

55. É verdade que criança sofre estresse físico?
Infelizmente, pois muitos treinadores e professores de educação física não obedecem aos limites físicos e psicológicos das crianças, submetendo-as a sobrecarga em busca de resultados esportivos. Isso costuma acontecer em escolinhas de esportes e em competições escolares. Outras vezes, os próprios pais são os causadores desse estresse, exigindo de seus filhos performances para as quais ainda não têm maturação biológica e

emocional suficiente. Pior para as crianças, cuja sobrecarga vem dos dois ambientes, a casa e o clube. Em consequência, podem apresentar uma síndrome psicossomática caracterizada pelos seguintes sinais: vertigens, tiques nervosos, onirismo (estado anormal de consciência parecido com o sonho), enurese noturna (xixi na cama), poliúria (eliminação extrema de líquidos), diarreia, anorexia, vômitos, dificuldade de aprendizado, dificuldade de memorização e até transtornos de caráter.

56. Como o exercício ajuda a aliviar os sintomas da tensão pré-menstrual?

O exercício físico tem demonstrado importante contribuição na melhora do humor em curto e longo prazo. Segundo algumas hipóteses, o efeito analgésico e relaxante obtido pelo exercício físico dá mais estabilidade ao humor. Assim, quando termina a atividade física, a sensação de relaxamento e bem-estar é amplamente percebida pelo cérebro, que mantém o estado de humor equilibrado por pelo menos duas horas após a prática do exercício.

57. A corrida pode prejudicar a estética dos seios?

Sim, e as mulheres que praticam corridas de longa distância e têm seios grandes estão sujeitas a flacidez. O balançar dos seios na corrida afrouxa o tecido conjuntivo que sustenta as mamas. As mulheres com essa propensão devem usar sutiãs firmes com armação rígida ou pelo menos blusas do tipo "top".

58. Anticoncepcional prejudica o rendimento?

Não. Nenhum trabalho científico demonstrou com certeza até agora uma diminuição da capacidade física simplesmente pelo uso de anticoncepcional. Entretanto, algumas mulheres apresentam retenção de líquido pelo uso desse estrógeno, o que faz aumentar o peso e consequentemente provoca a diminuição da performance. No caso das atletas que usam anticoncepcionais, aconselha-se que utilizem estrógenos (responsáveis pela textura da pele feminina e pela distribuição de gordura), que diminuem esse efeito de retenção. Se, mesmo assim, o peso fica aumentado ou aparece algum outro sintoma que prejudique o rendimento, o ginecologista saberá indicar em cada caso o melhor contraceptivo (DIU, diafragma, cremes espermicidas, preservativo). Existem também corredoras de longa distância que fazem uso de anticoncepcionais no intuito de melhorar o consumo máximo de oxigênio – o que em alguns casos realmente acontece. Porém, esse aumento é insignificante.

59. Atividade física facilita o momento do parto?
Sim. Mulheres preparadas fisicamente que continuam com exercícios bem orientados durante a gravidez têm vantagens no parto. O tempo de expulsão da criança é mais curto e as dores do parto são menos intensas. Além disso, essas mulheres mostram-se mais equilibradas emocionalmente durante o trabalho de parto.

60. Exercício físico diminui o tamanho das mamas?
Não. A glândula mamária não sofre influência em seu volume pelo gasto energético. Como o seio da mulher também tem gordura, seria possível admitir que, nas atividades físicas muito prolongadas, uma pequena quantidade dessa gordura pudesse ser queimada, mas isso seria desprezível na redução do volume das mamas.

61. A prática de exercícios físicos é recomendada durante a gravidez?

Sem dúvida. Não há contraindicação de exercícios na mulher gestante, desde que ela já fizesse alguma atividade física prévia e desde que opte predominantemente exercícios aeróbicos leves ou moderados. Se a mulher não praticava nenhuma atividade aeróbica antes de engravidar, é prudente que não inicie durante a gestação. Os exercícios intensos, extenuantes, são perigosos principalmente nos três últimos meses da gravidez, pois a reação hipoglicêmica a essa atividade pode ter consequências danosas para o feto.

Os exercícios leves são aconselháveis em qualquer caso, mesmo para as diabéticas controladas. Eles devem, por segurança, ser realizados nos níveis de 40% a 65% da frequência cardíaca máxima (veja a pergunta 45).

As vantagens para as gestantes são o melhor controle do peso, melhor controle da pressão arterial, melhor postura, diminuição dos riscos de varizes e de dor lombar, além de reforço da autoimagem e do autoconceito.

- Aeróbica: não deixar de fazer um breve aquecimento prévio e evitar a hiperextensão da coluna.
- Alongamentos: são importantes, mas não podem atingir os graus máximos de flexibilidade articular.
- Ciclismo: não há problema em fazer bicicleta ergométrica. Deve-se parar quando sentir tensão lombar. No ciclismo comum, é preciso tomar cuidado com a umidade ou com altas temperaturas.
- Corrida: sempre menos que três quilômetros por dia, evitando-se terrenos irregulares, subidas e descidas.

- Ioga: excelente, desde que as aulas sejam conduzidas por um instrutor experiente e que a modalidade a ser praticada não seja muito intensa.
- Mergulho: nunca.
- Natação: sem inconvenientes.
- Pesos: jamais. Só se permitem pesos muito leves nas ginásticas localizadas.
- Saltos: são proibidos quaisquer esportes que obriguem a saltar.
- Step: proibido.
- Tênis: maior segurança contra lesões.

62. Durante a gravidez, quais são as contraindicações relacionadas aos exercícios?

Nos casos de hipertensão arterial, problemas da tireoide, anemia e obesidade excessiva. Se, durante a atividade física da gestante, surgir dor no baixo ventre, contrações uterinas e/ou sangramento vaginal, o exercício deve ser imediatamente suspenso. O mesmo vale para náuseas, vômitos e edemas, que merecem parada temporária até que o obstetra possa identificar se a origem desses sintomas está realmente nos exercícios. Devem ser evitados os esportes em que há riscos de trauma e perda de equilíbrio. É contraindicado praticar exercícios principalmente quando há trabalho de parto prematuro, gestação gemelar, hipertensão arterial e sangramento.

63. A musculação "masculiniza" a mulher?

Não, em hipótese alguma, mesmo no caso de mulheres que fazem musculação no sentido de fisiculturismo. A masculinização, no verdadeiro sentido da palavra, passa por fatores genéticos, hormonais, educacionais e por esteroides anabólico-androgênicos. Quando bem conduzida, sem exageros, ela aumenta a massa muscular e a força, conferindo resistência muscular, melhor postura e reforço da autoimagem.

64. Em que parte do corpo a mulher tem mais força muscular?
Os músculos representam 33% do peso das mulheres e 40% do peso dos homens. Além disso, a força muscular da mulher é 65% menor que a força dos homens, considerando-se o contexto muscular global e quando se comparam homens e mulheres de mesma idade e mesmo biotipo. Evidentemente, esses valores representam médias populacionais. Mas é na coxa que as mulheres têm menor desvantagem de força muscular em relação aos homens. O mais forte é o quadríceps, que nas mulheres tem a força de 74% a 78% da força dele no homem. Os abdutores da coxa e os isquiotibiais têm força um pouco menor que o quadríceps. De resto, os outros músculos femininos caem para o percentual de 65%.

65. Uma mulher pode treinar durante a menstruação? Por quê?
Sim. A menstruação não tem qualquer influência negativa sobre o desempenho físico da mulher. Entretanto, algumas mulheres com menstruações dolorosas podem piorar da dor durante os exercícios, e nessas ocasiões devem diminuí-los ou suspendê-los. Por outro lado, a atividade física criteriosa é reguladora da menstruação. Síndromes pré-menstruais com cólicas, cefaleias, náuseas, tonturas, lombalgia, mau humor e seios doloridos costumam melhorar muito com a atividade física regular.

66. É verdade que mulheres que praticam exercícios têm menarca (primeira menstruação) tardiamente?

É verdade. A grande maioria das atletas menstruou pela primeira vez mais tardiamente que a média das meninas da população em que vivem. Isso pode ser devido ao fato de que as mulheres atletas são mais magras e mais altas, com quadril mais estreito e com pouca gordura corporal, fatores esses que geralmente estão relacionados com menarca tardia. Outra explicação é que as meninas que praticam esportes antes da época em que se espera a menarca produzem muita prolactina, que pode retardar a maturação dos ovários. Essa regra só não é obedecida pelas meninas da natação, que não têm menarca tardia, provavelmente porque a quantidade de gordura corporal é um fator que facilita o desempenho na água. É sabido que, no Brasil, a maior parte das meninas atletas tem menarca após os 13 anos de idade, e muitas após os 14 anos. As praticantes de atletismo e as ginastas são aquelas que apresentam os valores mais altos. Outra verdade nesse tema é que meninas de família muito numerosa também tendem à menarca tardia.

67. Exercício físico pode causar celulite?

Não, sendo os exercícios aeróbicos com o propósito de queimar gordura e a ginástica de resistência localizada os mais indicados na prevenção e na cura da celulite. O exercício físico não só previne a celulite como ajuda a combatê-la. O principal agente propiciador desse problema é mesmo a hereditariedade. Mas são precisos outros fatores para que ela se manifeste: gestações, desequilíbrios do hormônio feminino, excessos alimentares (açúcar, gordura e sal), uso de anticoncepcionais, obstipação intestinal, tensão pré-menstrual, uso de meias e calças apertadas, tabagismo, abuso de bebidas alcoólicas, estresse, ansiedade, depressão, diabetes, doenças da tireoide e, acima de tudo, sedentarismo.

68. Gestantes podem fazer hidroginástica? Quais os benefícios dessa prática?

Não só podem como devem. A hidroginástica é a forma ideal de atividade física para a mulher grávida. Os exercícios na água são facilitados pelo empuxo da água. As principais vantagens para a gestante são: pode ser feita durante toda a gestação, o peso da mulher não atrapalha os movimentos, permite movimento de todas as articulações, não há riscos de contusão, alivia as dores da lombalgia, não depende de habilidades prévias, aumenta a flexibilidade, evita câimbras, dá bom condicionamento cardiovascular, alivia o edema dos membros inferiores e prepara a musculatura pélvica e abdominal para o parto. Além disso, não há riscos para o feto.

PARTE 4

Saúde e doença

69. É verdade que o exercício físico, assim como o esporte, pode causar artrose?

Até o momento, tudo indica que não. A prática de exercícios físicos não causa degeneração de cartilagens articulares, a não ser quando muito abusiva e principalmente em crianças. O excesso de exercícios pode ser a principal causa de danos nas articulações. As áreas mais prejudicadas são os joelhos, os quadris e a coluna. Além disso, teorias recentes indicam que existe certa predisposição genética para a artrose. Prova disso é que idosos que sempre praticaram esporte podem ter cartilagens articulares perfeitas e jovens sedentários ter artrose. Outro fato a ser considerado é que mesmo aqueles que já apresentam certo grau de artrose nos joelhos e fazem atividade física com critério, mantendo forte a musculatura da coxa, ficam assintomáticos da artrose.

70. Existe uma atividade mais indicada para quem é diabético?

Não há dúvidas de que a pessoa com diabetes pode se beneficiar – e muito – da realização de exercícios físicos. Uma atividade física regular pode até diminuir a necessidade de medicamentos. Isso porque as células tornam-se mais sensíveis à insulina e conseguem, assim, absorver mais açúcar do sangue. A prática de exercício físico, bem como a adoção de um estilo de vida ativo, proporcionam ao indivíduo diabético uma série de adaptações desejáveis em nível metabólico, cardiorrespiratório e músculo-osteoarticular, promovendo a saúde e consequentemente melhor qualidade de vida. O treinamento físico e o fitness estão comumente associados à diminuição da ansiedade, melhora do humor e autoconfiança e ao aumento do bem-

-estar. A escolha do melhor exercício deve se apoiar naquele que é prazeroso.

71. O que é osteoporose e como o exercício físico age sobre ela?
Osteoporose é a diminuição da densidade óssea causada por distúrbio do metabolismo do osso, por conta do cálcio. Acomete mais as mulheres, principalmente após os 40 anos, pela diminuição do estrógeno – o hormônio feminino. Infelizmente, a atividade física não regride a doença, mas é fundamental como parte do tratamento, pois ajuda (associada a dieta e medicação) a estacionar a desmineralização óssea. Por outro lado, exercícios regulares, principalmente aeróbicos, são importantes para evitar o surgimento dessa patologia.

72. É verdade que o exercício físico aumenta o bom colesterol (HDL) e previne a osteoporose?
Vamos começar diferenciando o LDL (colesterol ruim) do HDL (colesterol bom). O LDL é o primeiro a ser requisitado quando o corpo precisa de energia, restando assim mais HDL. Para isso, o exercício deve durar pelo menos 40 minutos. Em relação à osteoporose, é importante e necessário praticar exercícios que tenham impacto, porém nada tão forte e desgastante.

73. Posso realizar exercícios todos os dias?
Os exercícios físicos são fantásticos para o organismo humano, mas é preciso ter cuidado com os excessos. O ideal é manter uma frequência de três vezes por semana para ganhar e depois para manter o condicionamento físico. O certo é que os treinamentos sejam em dias intercalados, porque a recupe-

ração do exercício é mais completa. Pessoas que se exercitam com o objetivo de emagrecer devem preferir exercícios aeróbicos por seis dias na semana com pelo menos 30 minutos em cada sessão sem grandes esforços. Mesmo os superatletas devem descansar obrigatoriamente uma vez por semana.

74. Uma pessoa com artrite ou dores nas costas pode fazer exercício físico?

Pode, sim. É sempre recomendável que profissionais da área da saúde estejam habilitados a ajudar as pessoas com problemas de saúde e facilitar a prática desses exercícios sem causar lesões. Como o exercício físico ligeiro fortalece e dá mais flexibilidade, pode reduzir os sintomas da artrite e das dores nas costas.

75. Quem tem pressão alta pode realizar exercícios físicos?

Para indivíduos com pressão alta, também conhecida como hipertensão arterial sistêmica (HAS), o exercício físico (dependendo da atividade) ajuda a evitar o aumento da pressão arterial e da frequência cardíaca durante o esforço e a intensidade do esforço durante o exercício físico. A realização de exercícios regulares e moderados acarreta uma redução persistente na pressão arterial – tanto sistólica quanto diastólica. Assim, cada vez mais estudiosos recomendam que o paciente com HAS adote um programa de atividade regular com um especialista em educação física.

76. Realizar exercícios e sentir dores no peito é um mau sinal?

Não há dúvidas. Nesses casos, o exercício deve ser suspenso imediatamente e um exame cardiológico completo é obrigatório. Uma dor no centro do peito (esternal) ou no lado esquerdo durante a atividade física é sempre um indício muito forte de isquemia coronariana (diminuição da passagem de sangue em algum ponto do trajeto das artérias coronárias).

77. Os exercícios podem auxiliar na prevenção da lesão por esforço repetitivo (LER)?
Sim, mas é necessário destacar que esses sintomas estão relacionados com atividades consideradas inadequadas (de membros superiores e inferiores). Feitos sob a orientação de um fisioterapeuta, movimentos como alongamento, exercícios que requerem flexibilidade e demais atividades correlatas previnem a LER de maneira objetiva, contribuindo para o bem-estar físico do indivíduo.

78. Os exercícios físicos podem evitar o câncer?
Não de maneira tão simples. O que se sabe é que algumas estatísticas provam que o câncer é menos frequente nas pessoas que se exercitam com regularidade. Sabe-se, por exemplo, que as mulheres sedentárias têm 2,5 vezes mais chance de desenvolver câncer de útero e de mama do que aquelas engajadas em programas de exercícios. Porém, mesmo com esses dados, seria muita presunção atribuir aos exercícios façanha tão grande de modo definitivo.

79. Quais são os efeitos dos exercícios no coração?
Inúmeros. O coração é o órgão mais beneficiado pela atividade física aeróbica. Ele aumenta de volume pelo aumento das câmaras cardíacas e não por hipertrofia do miocárdio. Apresenta uma diminuição da frequência cardíaca de repou-

so e consequentemente o número de batimentos é cada vez menor para a mesma intensidade de exercícios. Ocorre evidente aumento do volume sistólico, o volume de sangue ejetado pelo coração em cada sístole. A contratilidade do miocárdio também fica facilitada. E, para completar, dá-se a diminuição relativa da pressão arterial.

80. Quais são os melhores exercícios para pessoas cardíacas?

As pessoas que sofrem do coração ou que estão em reabilitação de cirurgias de revascularização do miocárdio (pontes de safena e mamária) precisam evitar exercícios de sobrecarga. Existem clínicas especializadas para esse tipo de atividade, nas quais essas pessoas podem se exercitar com muita segurança. Independentemente disso, algumas modalidades físicas são igualmente seguras e benéficas para os cardíacos. A natação em água com temperatura próxima aos 25 graus é uma delas, porque não sobrecarrega as articulações e ativa quase por igual todos os músculos do corpo. O ciclismo, a bicicleta ergométrica, a esteira rolante, o *jogging*, a caminhada e a corrida são também exercícios excelentes que permitem fácil controle da FC-alvo na atividade.

81. Quem sofre de asma pode realizar exercícios físicos?

Sim, pois todos os exercícios aeróbicos, desde que praticados com regularidade e com metodologia própria, sem chegar ao cansaço exagerado, são indicados para pacientes asmáticos. Principalmente as crianças se beneficiam muito dessas atividades. Hoje, alguns centros especializados ministram aulas especiais, embora simples, em que durante a atividade são realizados alguns exercícios e posições que reforçam a capacidade expiratória da criança. Os resultados são notados rapidamente: a intensidade e a frequência das crises diminuem. Evidentemente, isso não significa que só esses exercícios são suficientes para eliminar a asma. A conduta básica deve ser instituída pelo clínico, pediatra ou pneumologista, que entretanto são unânimes em reconhecer a importância desses exercícios.

82. Por que certas atividades físicas são propícias ao surgimento de micose? Como tratá-la?
A micose das unhas dos pés é muito frequente nos ambientes esportivos, sendo provocada por fungos. A unha pode ficar esbranquiçada, escurecida, esverdeada ou espessada. O tratamento nem sempre é muito simples e deve ser conduzido por um dermatologista. Para evitar micose é preciso enxugar bem os pés e as unhas, além de ter sempre unhas bem curtas. Evitar ficar descalço nos vestiários, não usar meias e calçados de outras pessoas e tomar muito cuidado com os traumatismos das unhas são outras dicas importantes.

83. Quem tem varizes pode praticar esportes e exercícios?
Sim, mas é preciso diferenciar varizes de teleangectasias (vasinhos na perna). Contra os vasinhos não há prevenção 100% eficiente. Eles têm fator genético e vão aparecer não importa o que você faça. O tratamento é a escleroterapia (conhecido como secar vasinhos). Os exercícios físicos têm pouca influência em sua prevenção ou tratamento. Se estiver fazendo academia, evite apenas os exercícios isométricos. Esses vasinhos não costumam provocar dor. Para dor, normalmente são necessárias varizes (veias permanentemente

dilatadas). No caso de varizes, a obesidade, o sedentarismo e o tipo de trabalho influenciam seu surgimento. O tratamento normalmente envolve cirurgia. Os exercícios mais indicados para prevenção são os aeróbicos. Exercícios contraindicados, somente os isométricos.

84. O que é uma tibialgia?
Tibialgia ou canelite é uma dor na tíbia (osso da perna) que aparece em atletas ou esportistas, especialmente em corredores de rua, fundistas, atletas de aeróbica e bailarinas. Também é muito comum naqueles que pisam em pronação (com os pés para fora). É causada por forças de distensão na membrana interóssea entre a tíbia e a fíbula. Se não for tratada corretamente, piora com o tempo, podendo evoluir para uma periostite (inflamação do periósteo, que recobre a tíbia).

85. O que é fratura por estresse durante o exercício?
É a fratura óssea que resulta de tensões ou impactos repetitivos sobre uma parte do esqueleto por longo tempo. Ela costuma ser precedida por uma periostite. Essas fraturas são muito comuns nos corredores de longa distância, nas bailarinas e nos saltadores. Cerca de 25% delas acontecem na fíbula, na tíbia e nos metatarsos. Na metade dos casos, o início doloroso é insidioso e traiçoeiro, sendo a dor confundida com outras patologias do aparelho locomotor, mesmo porque o diagnóstico por raios X simples é um pouco difícil.

86. O esporte pode causar cefaleia?
Sim. Cefaleia nada mais é do que dor que pode aparecer em qualquer parte da cabeça e não tem característica específica.

Ainda não existe para ela uma explicação fisiopatológica. Só se tem certeza de que é benigna, sendo de fato causada pelo esforço físico. Por outro lado, alguns atletas podem apresentar verdadeira enxaqueca provocada pelo esforço. Como as endorfinas estão diretamente ligadas a uma menor ocorrência de crises, os exercícios mais indicados para o combate da dor de cabeça são aqueles que mais estimulam a liberação dessas substâncias. Portanto, recomenda-se a prática de exercícios aeróbicos, como caminhada, natação e corrida de baixo impacto.

PARTE 5

Dicas gerais e curiosidades

87. Por que o exercício físico é tão importante para a saúde?

A atividade física é uma das maneiras mais simples de melhorar e manter a saúde, pois previne e controla determinadas doenças, como problemas cardiovasculares, diabetes, obesidade e osteoporose. A atividade física regular promove o crescimento e o desenvolvimento saudável de crianças e jovens, assim como aumenta a confiança, a autoestima e os sentimentos de realização; os adultos mais idosos se beneficiam tanto de hábitos saudáveis ao longo da vida como de mudanças recentes na atividade física. Esta é importante para envelhecer de maneira saudável, melhora e mantém a qualidade de vida e a independência. Ajuda, ainda, pessoas com algum tipo de incapacidade, melhorando a mobilidade e os níveis de energia.

88. Qual é a real necessidade de praticar exercícios?

A prática de exercício físico é uma forma de queimar calorias e controlar o apetite, assim como previne doenças cardiovasculares, diabetes tipo 2, osteoporose, obesidade e outros problemas de saúde. Aumentar a quantidade de atividade física praticada auxilia o ser humano a viver mais e com mais qualidade.

89. Qual é o melhor exercício físico a ser praticado?

Não há uma regra estabelecida; o melhor exercício é aquele que você tem condição de fazer e lhe dá prazer. Se você for começar a malhar agora, vá com calma e inicie um programa de condicionamento antes de praticar alguma atividade intensa. Se você é do tipo pragmático(a), o que quer dizer que não perde um prazo e tem tudo bem planejado, os exercícios mais recomendados são os praticados individualmente. Por exemplo, levantamento de peso, esteira ou natação. Para os mais extrovertidos, os esportes e atividades radicais são mais atrativos: que tal uma corrida no lugar de uma caminhada? Para os indivíduos com personalidade sociável, os exercícios mais proveitosos são os que se praticam em grupo, como o futebol ou o vôlei. Mas se você é do tipo que está o tempo todo ansioso, o ideal é fazer exercícios que liberem substâncias calmantes e prazerosas, como pilates, *tai chi chuan* ou ioga. No caso dos curiosos, os melhores exercícios são aqueles que se pode praticar a céu aberto, como corrida, ciclismo e caminhada.

90. Durante a realização dos exercícios, posso utilizar bermudas térmicas? Elas são úteis?
As bermudas térmicas começaram a ser utilizadas por atletas europeus em virtude do inverno rigoroso. O uso começou no atletismo e logo se espalhou para o futebol e outros esportes. Com a finalidade de proteção contra o frio, elas são úteis. Com a moderna tecnologia têxtil, elas passaram a ser confeccionadas com trama especial de poliéster que permite boa drenagem do suor, facilitando o resfriamento da pele. Alguns já estão usando essas bermudas em climas temperados.

91. Por que sentimos bem-estar após a prática de exercícios?
Nosso organismo, quando em estado de bem-estar, libera um hormônio chamado endorfina. Essa substância diminui a sensação de dor e, em consequência, estimula naturalmente no organismo boas sensações.

92. O que significa pé de atleta, tão comum em algumas atividades?

Trata-se da popular frieira, que costuma aparecer entre os dedos dos pés, causando dor e coceira e às vezes apresentando odor desagradável. O pé de atleta é provocado por fungos, sendo um problema muito comum entre os esportistas. Alguns têm certa resistência natural em não contraí-lo. Ele sempre é superficial e não há possibilidade de progredir por via sistêmica. Ocorre mais na primavera e no verão, diminuindo durante as estações mais frias.

93. Que precauções devem tomar aqueles que se iniciam na prática de exercícios?

É muito importante que, antes de começar a correr ou fazer outro tipo de esporte que exija muito do organismo, a pessoa passe por um clínico geral e também receba orientação de um especialista formado em Educação Física.

94. Como o exercício torna as pessoas mais saudáveis?

O exercício físico não deve se tornar simplesmente uma moda entre as pessoas. Além de trazer bem-estar físico e mental, a prática de atividades físicas melhora a circulação sanguínea, tornando mais fácil o fornecimento de oxigênio a todas as partes do corpo, o que ajuda o organismo a funcionar melhor. O exercício físico ligeiro fortalece os músculos e torna as articulações mais flexíveis, portanto as tarefas diárias tornam-se mais fáceis de fazer. Os ossos podem tornar-se mais frágeis com o avanço dos anos, principalmente nas mulheres. A prática regular de exercícios ajuda a fortalecer os ossos, tornando-os assim menos suscetíveis a quedas e, em consequência, a fraturas.

95. Qual é o melhor horário para se praticar exercícios?
Não há regra definida para esse assunto. O exercício deve ser praticado no horário em que a pessoa se sentir melhor. A disposição de cada um varia ao longo do dia: alguns preferem fazer exercício logo cedo e outros à noite. Seria importante que tais atividades fossem realizadas entre as 16h e as 17h, quando o corpo está mais preparado para a prática esportiva. Para quem se exercita ao ar livre, é melhor evitar os horários de maior poluição. No verão, é preciso evitar o desgaste provocado pelo sol forte, entre as 10h e as 16h. Pessoas que estão em programa de reabilitação cardíaca devem evitar os exercícios nas primeiras horas da manhã, quando a diferença de frequência cardíaca entre o sono e a atividade sobe muito rapidamente em pouco tempo.

96. É melhor nadar ou correr?
Para esta pergunta a reposta também não pode ser regra, pois considera-se que será o que a pessoa mais gosta. Evidentemente, nadar é um exercício mais completo que correr, porque mexe com um número maior de músculos, além de ser mais relaxante e não ter risco de impacto. Outra vantagem é que a natação pode ser praticada por pessoas com contusão articular, o que muitas vezes é incompatível com a corrida. A desvantagem da natação é o fato de não haver tantos locais com piscina quantos aqueles em que se pode praticar corridas. Alguns creditam o sucesso da corrida à sua praticidade, pois é uma atividade que pode ser praticada em qualquer lugar e não exige equipamentos, bastando tênis e roupas adequadas. Outros apostam na sensação de liberdade proporcionada e no custo zero.

97. Posso utilizar gelo caso haja alguma contusão?

Sim. Em lesões musculares, nos tendões ou nos ligamentos, nas articulações ou após qualquer trauma, o uso imediato de gelo (bolsas, sacos plásticos, cubos etc.) é muito importante para reduzir o edema e a dor. De preferência, ele deve ser aplicado antes de decorridos cinco minutos do traumatismo. Em regiões grandes, a aplicação deve durar meia hora. Em regiões pequenas, como os dedos, por exemplo, não se deve passar de cinco a dez minutos. O uso de anti-inflamatórios (orais, injetáveis ou tópicos) deve ser instituído o mais precocemente possível.

98. O que é "atividade física"?

Atividade física é qualquer movimento do corpo que resulta em um gasto de energia (calorias). De maneira simples, mova-se! Quando você faz uma caminhada vigorosa, joga, patina, limpa a casa, dança ou sobe uma escada, você está se movendo em direção à saúde.

99. Todas as pessoas devem praticar exercícios? Por quê?

Não há dúvidas quanto aos benefícios dos exercícios físicos em diversos aspectos do corpo humano. O exercício físico regular tem papel muito importante na manutenção da saúde física e mental do indivíduo em qualquer fase da vida. A atividade física beneficia praticamente todas as pessoas. A maioria delas pode iniciar gradualmente a prática de exercícios moderados. É importante sempre consultar um médico antes de iniciar um novo programa de exercícios.

100. O que é ginástica passiva e quais são seus benefícios?

É a ginástica em que o corpo se movimenta sem qualquer esforço ou trabalho muscular. É feita por máquinas especiais que se dobram e se esticam nos pontos das grandes articulações e o corpo vai obedecendo passivamente à vontade das articulações da máquina. Como não há contração ativa das fibras musculares, ela não é uma atividade aeróbica e, portanto, não emagrece, não aumenta a força e não atua eficazmente contra a flacidez. No máximo é relaxante e melhora a flexibilidade – e, de forma moderada, atua como proprioceptiva na reabilitação das lesões.

101. Para o que serve o frequencímetro cardíaco?

Os frequencímetros cardíacos medem a pulsação e os batimentos cardíacos, orientando-nos para o exercício. Ele é fundamental no controle da atividade física pelos registros que fornece.

102. É verdade que abdominal "diminui a barriga"?

Não. Trata-se de um mito disseminado em todo o mundo. Como o aumento do volume abdominal se dá pelo aumento da quantidade de gordura no tecido subcutâneo da barriga, os exercícios abdominais fazem muito pouco ou quase nada. Essa gordura é queimada por exercícios de longa duração, que podem ser complementados pelos abdominais. Porém, quando a barriga é decorrência da fraqueza e da flacidez dos músculos abdominais (reto abdominal e oblíquos), os abdominais, desde que praticados sempre e de forma correta, ajudam a fortalecer a musculatura (veja a pergunta seguinte).

103. Existe algum exercício só para tirar os pneuzinhos da cintura?

Muitas pessoas fazem abdominais achando que, com isso, podem afinar a cintura. Engano. Esse tipo de exercício fortalece os músculos que estão debaixo da camada de gordura, mas não a eliminam — a barriga continua do mesmo tamanho, só que mais dura. Os pneus aparecem quando a gordura se acumula no corpo. Para eliminá-los, você pode andar de bicicleta, correr, nadar, caminhar ou praticar qualquer outro exercício aeróbico, aquele de intensidade leve, mas de longa duração. Eles aceleram o funcionamento do corpo inteiro, que, para obter energia, consome a gordura que está sobrando.

104. Quanta atividade física é necessária para melhorar e manter a saúde e o condicionamento físico?

Muitos querem a fórmula do bem-estar, do corpinho bonito a qualquer custo, mas a verdade é que qualquer quantidade de atividade física promove o bem-estar. A quantidade mínima de atividade física necessária para a prevenção de doenças é de aproximadamente 30 minutos de atividade moderada, diariamente. Para as pessoas que contam calorias, isso se traduz em aproximadamente 150 calorias por dia. Mas se você quer ter saúde sem se preocupar com calorias, basta praticar pelo menos meia hora de atividade física moderada todo dia. Por exemplo: desça do ônibus duas paradas antes e caminhe até o trabalho, fazendo a mesma coisa na volta, e use as escadas em vez do elevador.

105. O que é o impacto?

Termo muito utilizado hoje em dia, denota os efeitos causados pelos choques dos pés contra o solo. Assim, a ginástica aeróbica de alto impacto é aquela que tem, em seus movimentos, muitos saltos. O impacto produzido por esse choque evolui em cadeia pelos músculos e tendões do pé, da perna, da coxa e chega até a coluna lombar, comprimindo as cartilagens que encontra pelo caminho. Mas nada que um corpo bem treinado e preparado, principalmente se jovem, não possa absorver bem sem acusar sinais de lesões. A palavra "impacto" não se restringe exclusivamente aos saltos. Em sentido geral, ela exprime esforços de compressão em outras articulações. É o caso, por exemplo, da síndrome do impacto dos ombros de alguns esportistas, principalmente nadadores, remadores e tenistas.

106. Quais são os principais cuidados ao realizar uma aula de ginástica aeróbica?

Na verdade, trata-se de dicas simples:

- usar tênis macio e com boa palmilha amortecedora;
- não fazer mais de uma aula por dia;
- variar os exercícios nas aulas;
- evitar o excesso de saltos e de saltitamentos;
- manter a frequência cardíaca dentro da zona-alvo estipulada para o grau de treinamento de cada um;
- só passar para nível mais alto de aula quando realmente for capaz disso;
- alongar-se antes e depois da aula;
- jamais usar roupas plásticas ou emborrachadas;
- beber líquido com carboidrato dez minutos antes da aula;
- sempre que possível, reidratar-se durante a aula;

- dar um intervalo de pelo menos uma hora entre o final da aula e a próxima refeição, que deve ser leve;
- aprimorar a técnica de amortecimento de impacto principalmente sobre os joelhos, flexionando-os levemente nas quedas dos saltos.

107. Que exercícios são adequados para uma pessoa sedentária?

Nesse caso é preciso, em princípio, ir com calma. Exercícios que aumentam os batimentos cardíacos e usam grandes grupos musculares (pernas e braços) são os preferenciais. Escolha uma atividade que lhe traga prazer e que você possa iniciar de forma gradual e aumentar de intensidade quando se sentir confortável realizando-a. Caminhar é uma boa escolha, assim como dançar, andar de bicicleta, jogar futebol e nadar. Você pode escolher diferentes atividades para realizar durante uma mesma semana. Utilizar as escadas no lugar do elevador, descer algumas paradas antes do seu destino e completá-lo caminhando, cuidar do jardim e brincar com os filhos ao ar livre são boas formas de começar a ser mais ativo.

108. Como posso me tornar fisicamente ativo?

O hábito de ser ativo vem de costumes adotados durante a infância e a adolescência. Importantes estudos revelam que uma vida ativa na adolescência diminui a chance de que esse adolescente se torne um adulto sedentário. É preciso também ter boa alimentação, hábitos saudáveis, evitar fumo, bebida e drogas ilícitas.

109. Quem quer correr deve começar caminhando?
É preciso que tudo aconteça de forma tranquila e equilibrada. O importante é sempre receber orientação correta, para evitar lesões e outros problemas. Quem nunca correu deve começar aos poucos, primeiro caminhando para depois ganhar ritmo e aprimorar seu desempenho.

110. Em caso de lesões, uso gelo ou compressão?
É preciso ter cuidado e conhecimento nesse tipo de situação. Nas lesões agudas e nas crônicas reagudizadas, a aplicação imediata de gelo é providencial, principalmente se ela ocorrer antes de decorridos cinco minutos do surgimento da lesão. Nas lesões musculares e articulares dos membros, é ideal que a aplicação de gelo seja acompanhada por uma faixa compressiva no local – melhor ainda se o segmento do membro estiver elevado, para facilitar o retorno venoso e a remoção do edema. Uma forma interessante de aplicar essa técnica é usar uma toalha dobrada com gelo picado por dentro. Ela faz pouco volume e facilita o enfaixamento compressivo. A aplicação deve durar 30 minutos e ser repetida a cada duas horas dentro das primeiras 24 horas.

111. O que é mais indicado, correr numa esteira ou ao ar livre?
Ambos têm suas vantagens e desvantagens. Para quem não tem lugar para correr, a passadeira é o mais adequado. Além disso, protege melhor as articulações dos impactos do solo em relação à corrida ao ar livre. Há quem valorize a prática de atividades físicas ao ar livre, de preferência em locais arborizados. Em alguns casos, correr ao ar livre pode não ser

tão seguro quanto gostaríamos, em virtude de vivermos cercados de trânsito e de poluição. Por outro lado, há quem garanta que o ambiente climatizado das academias é o mais seguro.

112. Por que a pressão arterial sobe durante a realização de exercícios?

Quando nos exercitamos, o corpo demanda energia, e para isso o coração necessita atuar mais fortemente. Esta força é transmitida aos vasos sanguíneos, aumentando a pressão na sua parede. Esse aumento é fisiológico e serve para suprir uma necessidade energética.

113. Como evitar que o exercício se torne prejudicial?

Como já vimos, todo exercício tem seus benefícios. Para não sofrer efeitos colaterais, não se exercite se você estiver com gripe ou maldisposto. Além disso, evite cigarro, café e bebidas alcoólicas antes ou depois dos exercícios. Não se exercite com tempo muito quente nem utilize agasalhos pesados e impermeáveis, o que pode baixar a pressão arterial e trazer mal-estar.

114. Com que frequência devo me exercitar e que atividades devo escolher?

Se você é iniciante, vá com calma. Comece exercitando-se três vezes por semana, por 20 minutos ou mais. Você deve aumentar gradativamente até a meta de realizar atividade física cinco ou mais vezes por semana, por pelo menos 30 minutos de intensidade moderada, totalizando um mínimo de 150 minutos por semana. Exercitar-se com um familiar ou um amigo pode ser estimulante para permanecer num programa de exercícios e torná-lo mais divertido e prazeroso. A caminhada é uma boa atividade para quem está começando. Inicie caminhando duas vezes por semana e aumente a frequência gradativamente, tudo com supervisão de um profissional da área da saúde.

115. Que exercícios e esportes queimam mais calorias?
Tudo depende da intensidade do exercício, do peso corporal e das dimensões da superfície corporal. Mas, existem quantidades médias dos gastos calóricos em varias modalidades esportivas, expressas em números de calorias por hora:

- Bicicleta ergométrica: 250.
- Passear de bicicleta: 300.
- Caminhada: 310.
- Tênis de mesa: 310.
- Tênis em dupla: 340.
- Ciclismo: 490.
- Esgrima: 500.
- Tênis: 500.
- Voleibol: 500.
- Halterofilismo: 500.
- Corrida a 8 km/h: 530.
- Handebol: 530.
- Balé: 550.
- Basquetebol: 600.
- Remo:600.
- Futebol: 660.
- Natação: 660.
- Squash: 720.

- Ciclismo-corrida: 730.
- Judô: 800.
- Boxe: 800.
- Corrida a 12 km/h: 900.

116. Dormir mal reduz o rendimento durante os exercícios?
Sim. Um sono reparador sempre recupera o organismo do cansaço e da estafa. A prática de esportes depois de uma noite em claro, ou pelo menos de uma noite de sono curto, diminui o rendimento atlético, porque diminui a força, a velocidade, a resistência e a destreza. Por outro lado, o sono durante o dia não consegue recuperar o organismo dos esforços praticados depois de uma noite de pouco sono. É preciso saber que, no adulto, o hormônio de crescimento só é fabricado durante a noite, enquanto se dorme, sendo fundamental no processo de regeneração das células.

117. Que atividade devo realizar primeiro: musculação ou exercícios aeróbicos?
Depende do treinamento que a pessoa está executando. Se você faz um trabalho intenso de musculação e também aeróbico, o ideal é alternar os dias, fazendo cada uma num dia. Você também pode fazer um trabalho aeróbico intenso num dia e musculação no outro seguido de trabalho aeróbico leve ou moderado (dependendo do tipo de treino e do seu objetivo). Fazendo as duas atividades no mesmo dia, prefira começar pela musculação, pois seu rendimento será maior no início e você obterá mais relaxamento ao fim da atividade.

118. Quando a prática de exercícios é contraindicada? Nesse assunto, muita coisa é relativa, porque cada caso é diferente dos outros. De forma geral, algumas patologias não permitem exercícios: insuficiência cardíaca congestiva, aneurisma dissecante, arritmias cardíacas importantes, lesões graves de válvulas cardíacas, embolias recentes, tromboflebites, moléstias infecciosas agudas, moléstias sistêmicas graves, hipertensão arterial severa, enfarto agudo do miocárdio recente, diabetes não controlada, hipertireoidismo não controlado, cardiomegalias descompensadas, insuficiência respiratória aguda, hemorragias recentes, convulsões recentes, doenças renais crônicas, psicoses descompensadas, labirintopatia severa, anemia importante. Evidentemente, o médico saberá avaliar cada caso e indicar a proibição total aos exercícios ou liberar parcial ou totalmente algumas formas de atividade física.

119. RPG pode melhorar o desempenho cotidiano das pessoas?

RPG é a sigla de Reabilitação Postural Global. Criada e desenvolvida pelo fisioterapeuta francês Philippe-Emmanuel Souchard, ela consiste de uma série de exercícios e posições de tração e alongamentos em cadeia de todos os segmentos musculares do corpo humano que visam reestruturação postural e maximização das funções do organismo. Muitos atletas apresentam dores decorrentes de pequenos desvios posturais, mas que se confundem com dores provocadas pela atividade física. Nesse aspecto, as sessões de RPG têm indicação absoluta e os resultados são obtidos em tempo muito curto. As principais indicações da RPG são: dores ortopédicas e reumáticas, desvios posturais da coluna, quadril, joelhos e pés, reorganização postural nas reabilitações de fraturas graves ou entorses severos, auxílio terapêutico de casos neurológicos, patologias respiratórias que impliquem alterações posturais. As sessões costumam durar uma hora, são feitas de uma a duas vezes por semana e não devem ser realizadas antes dos 7 anos de idade.

120. O que é ginástica localizada e quais são suas vantagens?
A ginástica localizada é aquela que trabalha um grupo muscular de cada vez com exercícios livres ou com cargas. Sua principal função é aumentar a tonicidade dos músculos, definindo os contornos musculares e atacando a flacidez de maneira concreta. Seu rendimento é melhor quando se usam pesos baixos como carga de dificuldade. Embora tenha essas vantagens do ponto de vista estático, a ginástica localizada, por si só, não é indicada quando se almeja apenas perder peso. Nesse caso, a tríade dieta, aeróbicos e ginástica localizada é perfeita e absoluta.

121. O exercício rende mais quando feito de manhã ou à noite?
Isso depende um pouco do ritmo de cada um – e também da rotina. As primeiras horas da manhã são boas do ponto de vista do sol, pois vivemos num país tropical. O período do final da tarde também é indicado, pois a temperatura está mais amena. À noite, é preciso ficar atento para que o exercício não prejudique o sono. Em geral, os exercícios feitos pela manhã aceleram o metabolismo, promovendo mais vontade e energia para encarar a jornada de trabalho. Acho, inclusive, que as empresas deveriam garantir ao funcionário um horário

no meio da manhã, antes do almoço, para que ele se exercitasse. Isso certamente contribuiria com a produtividade.

122. Todo exercício físico queima gordura?

Não. Apesar das gorduras fornecerem mais energia que os carboidratos (açúcares), o organismo prefere buscar primeiro a energia no açúcar porque a desintegração metabólica da gordura é mais demorada e porque ela é exclusivamente dependente da presença de oxigênio (já o açúcar também fornece energia sem oxigênio). Depois de aproximadamente vinte minutos de exercícios aeróbicos, a gordura também passa a fornecer sua parcela energética para a realização dos exercícios. Por volta dos trinta minutos, a contribuição do carboidrato e da gordura na produção de energia é bem semelhante. Daí em diante, a gordura passa a ser progressivamente maior fornecedora. Esses limites de tempo são particularmente importantes quando se faz atividade aeróbica como coadjuvante no processo de emagrecimento – o que, portanto, exige sempre mais de meia hora de exercícios em cada sessão.

123. Por que se deve respirar corretamente durante o exercício físico?

Definitivamente, não existe uma regra clara quanto à forma como devemos respirar durante os exercícios físicos, porém jamais se deve manter apneia respiratória (bloqueio da respiração), pois isso pode causar alterações na pressão arterial e colaborar para outros sintomas de mal-estar, como tonturas e desmaios. Para inspirar utilizamos principalmente um músculo localizado abaixo dos pulmões conhecido como diafragma. Quando esse órgão é contraído, ele força o conteúdo abdominal para baixo e para a frente, ocorrendo uma expansão da região abdominal e, em consequência, uma diminuição da pressão intrapulmonar – ou seja, a pressão dentro dos pulmões fica menor do que a pressão atmosférica, o que facilita a inspiração e, por conseguinte, o exercício físico.

124. Até onde devo ir no alongamento?
Inicialmente é preciso ter cautela com os excessos e respeitar seu limite. Em hipótese nenhuma os músculos devem estar "frios". Quando se faz musculação, os alongamentos deverão ser feitos no final do treino, pois para obter melhor contração muscular não se deve relaxar os músculos antes. É fundamental o alongamento depois de qualquer treino, pois ajuda os músculos a relaxar e previne lesões.

125. Qual é a idade mínima para realizar exercícios físicos e participar de competições?
É necessário que se respeite a maturação biológica das crianças, que não deveriam competir antes dos 12 anos de idade nem treinar uma única modalidade esportiva antes disso. Até os 12, a criança deve ter contato com esportes variados para melhor harmonização do crescimento ósseo e muscular. Competições escolares e sociais antes dessa idade devem ter caráter estritamente lúdico, sem qualquer sobrecarga física ou emocional. Infelizmente, alguns esportes, como a natação e a ginástica olímpica, fogem dessa regra fisiológica porque seus grandes campeões estão sendo fabricados com idade cada vez menor.

126. Por que o sono é tão importante para o esportista?
Um não atleta estará refeito de seu trabalho diário com a média de 7h30 de sono. Entretanto, pesquisas indicam que os atletas precisam de um tempo maior de descanso, em média 8h35. Estudos com eletroencefalograma também mostram que a parcela de sono profundo nos atletas é 20% maior que no sono dos sedentários. Como o sono é responsável por recuperar o corpo do desgaste físico do dia, as noites devem ser tranquilas e relaxantes.

127. Por que o final de exercícios físicos deve ser leve?
Toda vez que uma atividade física se encerra em ritmo intenso, acelerado e, portanto, anaeróbico, ocorre produção de ácido lático, substância intoxicante que dificulta a recuperação muscular e pode causar sensações de fadiga e dor. Entretanto, alguns poucos minutos – 3 a 5 – de atividade leve, aeróbica, após o exercício extenuante transformam quase todo o ácido lático em ácido pirúvico, que afasta o perigo da estafa muscular e ajuda a preparar os músculos para a próxima atividade física.

128. Atletas jovens são mais equilibrados quando realizam exercícios físicos?
Sim. Os atletas ou esportistas jovens são mais equilibrados emocionalmente, têm melhor autoimagem e autoconceito e resolvem seus problemas de modo mais rápido e objetivo. Tudo isso leva a um ajustamento social mais fácil. Além disso, eles têm maior cuidado com a saúde. Vários trabalhos científicos mostram ainda variações comportamentais entre atletas de esporte coletivo e individual. Os primeiros são mais sociá-

veis, tanto mais conforme seja mais baixa a condição socioeconômica. Já os que praticam esportes individuais são mais autossuficientes e apresentam personalidade mais determinada e mais forte.

129. O fuso horário atrapalha o rendimento?
Sim, pois nossa cronobiologia está adaptada às nossas condições ambientais, ao nosso ritmo de trabalho físico e a nossos intervalos de descanso. Quando se viaja com alteração do fuso horário, a química corporal demora a se adaptar, o que reflete negativamente no rendimento atlético. Como regra geral, um atleta necessita de um dia para cada hora de fuso horário para adaptar-se às novas condições de ambiente, de alimentação e de treinamento.

130. Durante o exercício só se deve usar camiseta branca?
Não. Esportes em ginásio – vôlei, basquete, handebol etc. – não exigem cores especiais de camisas. O design e a imaginação podem variar à vontade. Entretanto, aqueles que praticam exercícios ao ar livre, como ciclistas, corredores, futebolistas etc. devem preferir camisas brancas ou claras no lugar das pretas ou escuras. Estas absorvem muito mais os raios solares, o que aumenta os efeitos indesejáveis do calor, inclusive com diminuição do rendimento atlético.

131. Após parar o exercício por determinado período, em quanto tempo se perde a forma física?
Se uma pessoa bem treinada abandona totalmente seu programa de exercícios, depois de duas semanas já ocorre uma redução significativa em seu condicionamento. Entre 30

e 90 dias (dependendo da pessoa e do seu grau de treinamento), 50% da sua capacidade cardiorrespiratória está perdida. A partir de três meses, essa redução vai crescendo e num prazo de quatro a oito meses tudo volta ao sedentarismo de antes. Porém, se essa pessoa retorna à atividade física, adquire um condicionamento mais depressa do que outra que vai iniciar um programa de exercícios pela primeira vez. Isso também é facilmente observado em pessoas que fazem atividades de musculação. Elas perdem volume muscular, mas não a ponto de voltar à compleição física de antes, e também readquirem a musculatura mais depressa do que os iniciantes.

132. Praticar exercícios uma vez por semana ajuda a ter condicionamento físico?

Não. Um dos princípios básicos do treinamento é a frequência diária das sessões e uma vez por semana não representa absolutamente nada. O que teoricamente pode-se ganhar de preparo nesse dia estará totalmente zerado depois de uma semana. Mas, infelizmente, essa é a única atividade que podem fazer muitas pessoas que só têm oportunidade de se exercitar aos domingos. Mesmo assim, essa prática não deve ser condenada e precisa até ser estimulada. Nesse exercício semanal ocorre pelo menos uma descarga das tensões e do estresse, além de ser uma forma de sociabilização do indivíduo.

133. Durante os exercícios físicos, principalmente as corridas, podem ocorrer bolhas nos pés. Como evitá-las?

Esse problema atormenta muitos esportistas. As bolhas são causadas principalmente pelo atrito da meia com o solado rugoso, da meia que se dobra dentro do calçado e do atrito do próprio calçado com o pé. O tamanho de um tênis, por exemplo, é muito importante. Se ele for apertado, machuca a pele e facilita o surgimento de bolhas; se for folgado, o pé desliza dentro dele na pisada, o que gera atrito. Detalhe importante: atletas que desenvolveram calosidades naturais em função da anatomia do pé, do tipo de pisada e dos movimentos dos pés no esporte que praticam devem tomar muito cuidado quando usam serviços de podólogos ou pedicures. Calosidades e camadas epidérmicas muito densas só podem ser retiradas aos poucos, para que a pele não fique muito fina e exposta ao atrito. Mas, quando a bolha aparecer, deve ser perfurada logo, antes que cresça muito. Usar creme antisséptico e cobrir com gaze estéril também são boas medidas a ser tomadas.

134. A corrida engrossa as pernas?
Essa é uma grande preocupação das mulheres, mas as pernas não ficam musculosas com a corrida. Essa forma de atividade física enrijece a musculatura das pernas, evita e corrige a flacidez, mas jamais promove hipertrofia muscular. O hormônio masculino – testosterona – é quem promove o aumento de volume e de força muscular. Nem no homem a corrida provoca musculação nas pernas, quanto mais nas mulheres, em que a quantidade de testosterona é infinitamente pequena.

135. Por que em algumas atividades físicas o homem ganha da mulher?
O desempenho atlético do homem é sempre melhor que o da mulher. Primeiro, porque o homem tem mais massa muscular: enquanto os músculos representam 40% do peso nos homens, na mulher eles não passam de 33%. Segundo, por-

que a mulher carrega um fardo maior de peso em gordura (25%), que nos homens fica em torno de 15%. Na antropometria, a altura da mulher é menor que a do homem e, portanto, o comprimento dos membros inferiores delas é menor que nos homens. Essa é uma grande desvantagem das mulheres nas corridas, nos saltos, na propulsão da natação etc. Mecanicamente, a maior largura da bacia feminina confere a elas melhor equilíbrio estático, mas os homens compensam isso porque têm melhor equilíbrio dinâmico pelo desenvolvimento de sua musculatura. Na anatomia, as inserções musculares (pontos onde os músculos se prendem nos ossos) no homem são mais firmes, o que lhe permite maior tração nos movimentos. Além desses fatores, fisiologicamente o homem tem outras vantagens que lhe dão maior desempenho, como seu maior volume de sangue, maior quantidade de hemoglobina, maior número de glóbulos vermelhos, maior volume cardíaco, tórax mais amplo e maior número de mitocôndrias (as estruturas respiradoras dentro das células).

136. Fazer somente musculação emagrece?
Não. Emagrecimento é basicamente um gasto calórico maior que a ingestão. Para isso, os exercícios aeróbicos, que queimam açúcares e gorduras, são insubstituíveis, sobretudo se aliados a regimes hipocalóricos. Na programação geral dos exercícios para emagrecimento, a musculação, ou pelo menos a ginástica localizada com cargas baixas, pode intercalar-se com exercícios aeróbicos. Isso evita a flacidez que acompanha os emagrecimentos, melhorando a silhueta. Se a pessoa conseguir com isso certa hipertrofia muscular é preciso saber que o decréscimo de peso na balança não será

tão grande por causa do aumento de peso conseguido pelo músculo adquirido. Mas, no final, o que vai importar mesmo é a redução das medidas corporais e não o número acusado na balança.

137. Por que devemos fazer alongamento?
Os exercícios de alongamento muscular devem ser obrigatórios antes de cada sessão de atividade física. Previnem lesões musculares e tendinosas, evitam dores musculares e aumentam a amplitude dos movimentos articulares. Em alguns casos, em especial quando se está em programa de reabilitação de lesões ou em sessões de exercícios muito estafantes, os alongamentos também devem ser feitos ao final da atividade.

138. Qual é a importância do aquecimento?
Antes das atividades físicas, o aquecimento é de fundamental importância. Ele aumenta a temperatura corporal, o que amplia a força de contração muscular. Da mesma forma, otimiza a coordenação neuromuscular, além de prevenir a ocorrência de lesões musculares e promover uma predisposição psíquica à performance. Para termos ideia, em cada grau de temperatura corporal aumentado, o metabolismo celular aumenta em 13%, o que resulta em mais rápida liberação do oxigênio do sangue para os músculos.

139. Posso treinar várias vezes ao dia para melhorar minha performance?
Não. Mesmo para os atletas não há qualquer vantagem em treinar mais que um período por dia. O importante mesmo é que, no treinamento diário, a carga de trabalho, a intensidade

e a duração sejam bem dosadas. Nenhum estudo até agora conseguiu provar melhores rendimentos com mais de um treino por dia. Esse segundo período deveria ser aproveitado para descanso, relaxamento, massagens – enfim, tudo que puder reabilitar a musculatura para os treinos do dia seguinte.

140. Quem pratica corrida deve fazer musculação para melhorar o condicionamento?

Os benefícios da musculação para os corredores são muitos, entre eles:

- melhora na capacidade de aumentar a velocidade, já que a força gera potência e agilidade;
- maior eficiência na corrida, pois o atleta corre mais gastando menos energia;
- ossos, músculos e ligamentos ficam mais fortalecidos, prevenindo lesões;
- otimização do controle de peso e redução da porcentagem de gordura no corpo.

Como qualquer exercício, para obter bons resultados é preciso ter um limite. Treinos de musculação extremamente fortes e com muito peso podem prejudicar o corredor, pois o atleta aumentará sua massa muscular, o que o deixará mais pesado para correr. O corredor deve fazer um treino de resistência muscular localizada, ou seja, usar peso moderado com maior número de repetições. Tudo depende do objetivo de cada um, do padrão individual e da integridade do sistema musculoesquelético.

141. Deve-se treinar "pesado" durante dias consecutivos?
Não se deve fazer isso. Os atletas que se preparam para competições têm seus microciclos de preparação física bem programados para evitar esse erro. Para quem treina todos os dias, os treinos muito pesados devem ser intercalados com treinamentos mais leves, aeróbicos, menos desgastantes, em que se pode visar muito mais os detalhes técnicos do que os físicos. Tudo porque os treinamentos pesados intensos provocam um desgaste energético e enzimático que demora mais de 24 horas para ser totalmente reposto pelo repouso e pela alimentação.

142. É recomendável dormir antes de realizar exercícios físicos?
Não. O sono antes dos exercícios provoca um estado de grande relaxamento que acarreta diminuição do rendimento físico. Antes de uma competição, o atleta pode usar alguns minutos de relaxamento muscular ao mesmo tempo que faz exercícios mentais de concentração. Essa prática é muito eficiente e tem levado alguns atletas a conseguir recordes. Mas esse estado de relaxamento e concentração é muito diferente do sono.

143. Deve-se fazer massagem antes de uma atividade física?
Não. O relaxamento muscular provocado pela massagem prejudica os músculos, que, antes da atividade física, devem se encontrar em estado de maior tonicidade. Porém, depois da atividade, a massagem é importante para relaxar a musculatura e facilitar o retorno venoso.

144. Um atleta pode fazer sauna normalmente?

Pode. Mas ela não atua no emagrecimento como se pensa, porque o líquido perdido sob a forma de suor acaba sendo reposto pela hidratação obrigatória e pela alimentação. Normalmente ela não é perigosa, mas recomenda-se que indivíduos acima de 40 anos façam um exame clínico prévio. Para evitar perigo, 10 a 15 minutos de sauna já são suficientes. Nos dias frios, é preciso evitar o choque térmico ao sair do local da sauna. Indivíduos cardíacos, hipertensos, diabéticos e pneumopatas graves não devem frequentar saunas, sem falar, evidentemente, nos portadores de micose.

145. Homens e mulheres podem correr juntos ou isso atrapalha o condicionamento físico e a concentração?

Não devem. O comprimento da passada dos homens é geralmente maior que o das mulheres, em virtude de o homem ser mais alto e ter membros inferiores mais compridos. Quando a mulher acompanha o homem lado a lado na corrida de condicionamento físico, obriga-se a aumentar o tamanho de suas passadas, o que pode provocar lesões no púbis, nas virilhas, nos joelhos e na região lombar. Para evitar esses problemas e reforçar o companheirismo o homem deve, então, diminuir sua velocidade de corrida, o que nem sempre pode ser feito quando ele corre com objetivos predeterminados de aumentar ou manter sua capacidade física.

146. É verdade que exercícios melhoram a função intestinal? Por quê?

Pesquisas bem conduzidas mostram que os exercícios de musculação são melhores para o bom funcionamento dos intestinos. As causas disso ainda merecem mais estudos, mas o reforço da musculatura da parede abdominal e os amplos movimentos do diafragma com certeza desempenham algum papel. Nessas pesquisas, além do melhor funcionamento intestinal, constatou-se atenuação de quadros de diverticulite e admitiu-se uma diminuição da possibilidade de incidência de câncer do cólon.

147. Adolescentes podem realizar corridas longas?
Sim, principalmente os adolescentes. Infelizmente, a maioria dos jovens não gosta desse tipo de atividade, preferindo exercícios mais movimentados que envolvam alguma forma de disputa. Mas não há motivos para que eles sejam desestimulados dessas práticas desportivas. As corridas longas, quando feitas com critério e sem excessos, não representam qualquer perigo. Ao contrário, esses jovens desenvolvem um senso mais crítico em relação à saúde, afastam-se do álcool, das drogas, do fumo e zelam por uma vida mais saudável.

148. O que significa *jogging*?
Também conhecido popularmente como cooper, é uma forma de atividade física em que o ritmo e a velocidade da marcha são mais rápidos que na caminhada e mais lentos que ao correr. Hoje em dia, a palavra "jogging" é mais usada quando se faz corridas em velocidade lenta (trote) em parques arborizados. É um tipo de trabalho que desenvolve única e especificamente a capacidade aeróbica.

149. O que é necessário para fazer uma boa caminhada?
O exercício de caminhada não significa simplesmente sair andando. Ele tem regras básicas que devem ser observadas para que os benefícios cardiovasculares sejam alcançados:

- a frequência mínima é de três vezes por semana, intercalando-se os dias;
- devem-se escolher locais pouco poluídos;
- os melhores horários são antes das 10h e depois das 17h, para evitar os efeitos indesejáveis dos raios solares mais fortes;
- preferir pisos macios quando possível;
- usar roupas folgadas e de cores claras;
- usar tênis leve, macio e adequado;
- dispensar roupas sintéticas;
- ter postura ereta, com certa retração do abdome;
- manter os braços descontraídos e em movimentos rítmicos;
- a distância inicial deve ser de aproximadamente 1.500 metros em 15 minutos;
- a progressão pode ser pela distância, pelo tempo ou por ambos;
- dar passos largos, mas não acelerados;
- pode-se fazer caminhadas em companhia de outras pessoas;
- permitem-se conversas amenas e despreocupantes;
- é permitido distrair-se com a paisagem sem perder a postura e o ritmo;
- não há necessidade de aquecimento prévio;
- manter a frequência cardíaca-alvo de 70% a 85% da FCM;

- só passar de caminhadas para *jogging* ou corridas quando o condicionamento físico estiver bom, o que pode ser verificado empiricamente pelo fato de as caminhadas já estarem sendo realizadas com facilidade.

150. Exercício físico pode causar estrias?

O fator mecânico de estiramento da pele é sempre a causa principal, como acontece em edemas locais exagerados, nas gestações e nas grandes hipertrofias musculares, desde que, repita-se, exista a base genética. Em relação à pratica de exercícios, afora a musculação, nenhuma outra modalidade esportiva é, por si só, provocadora de estrias. As estrias são resultantes de um esticamento das fibras elásticas do tecido conjuntivo subepidérmico, que depois se enovelam e provocam alterações na microcirculação da pele. Por isso, exercícios de musculação com rápido ganho de volume dos músculos podem provocar o surgimento de estrias, mas é preciso que exista uma individualidade, isto é, uma predisposição genética na qualidade da estrutura das fibras elásticas e colágenas para que a estria apareça. Por outro lado, admite-se que o diabetes e tratamentos prolongados com corticoides possam desencadear o surgimento de estrias.

Referências bibliográficas

ACHTEN, J.; GLEESON, M.; JEUKENDRUP, A. E. "Determination of the exercise intensity that elicits maximal fat oxidation". *Medicine & Science in Sports & Exercise*, v. 34, n. 1, jan. 2002, p. 92-97.

AMERICAN HEART ASSOCIATION. "Exercise standards for healthcare professionals from the American Heart Association". *Circulation*, v. 104, n. 14, 2001, p. 1694-740.

ANDERSON, Bob; ANDERSON, Jean. *Alongue-se. Edição de 30º aniversário*. São Paulo: Summus, 2013.

ATHA, J. "Strengthening muscle". *Exercise and Sport Science Reviews*, 9, 1982, p. 1-73.

BALLOR, D. L.; BECQUE, M. D.; KATCH, V. L. "Metabolic responses during hydraulic resistance exercise". *Medicine and Science in Sports and Exercise*, v. 19, 1987, p. 363-367.

BIELINSKI R.; SCHUTZ, Y.; JEQUIER E. "Energy metabolism during the postexercise recovery in man". *American Journal of Clinical Nutrition*, v. 42, n. 1, 1985, p. 69-82.

BINZEN, C. A. *et al.* "Post exercise oxygen consumption and substrate use after resistance exercise in women". *Medicine & Science in Sports & Exercise*, v. 33, 2001, p. 932-38.

BOMPA, T. O. *Periodization: theory and methodology of training*. Champion: Human Kinetics, 1999.

BOMPA, T. O.; DI PASQUALE, M.; CORNACCHIA, L. J. *Treinamento de força levado a sério*. 2. ed. Barueri: Manole, 2004.

BORSHEIM, E. *et al.* "Effect of beta-adrenoceptor blockade on post-exercise oxygen consumption". *Metabolism*, v. 43, n. 5, 1994, p. 565-71.

BRANTH, S. et al. "Metabolic stress-like condition can be induced by prolonged strenuous exercise in athletes". *Upsala Journal of Medical Sciences*, v. 114, n. 1, 2009, p. 12-25.

BRUM, P. C. et al. "Adaptações agudas e crônicas do exercício físico no sistema cardiovascular". *Revista Paulista de Educação Física*, São Paulo, v. 18, ago. 2004, p.21-31.

CAMPOS, M. A. *Musculação: diabéticos, osteoporóticos, idosos, crianças, obesos*. Rio de Janeiro: Sprint; 2001.

CORNELISSEN, V. A.; FAGARD, R. H. "Exercise intensity and post-exercise hypotension". *Journal of Hypertension*, v. 22, 2004, p. 1859-61.

COYLE, R. E. et al. "Specificity to power improvements through slow and fast isokinetic training". *Journal of Applied Physiology*, v. 51, 1981, p. 1437-42.

DARDEN, E. "Weight training systems in the U.S.A". *Journal of Physiology Education*, v. 44, 1973, p. 72-80.

DE GROOT, D. W. et al. "Circuit weigh training in cardiac patients: determining optimal workloads for safety and energy expenditure". *Journal of Cardiopulmonary Reliability*, v. 18, n. 2, mar.-abr. 1998, p. 145-52.

DISHMAN, R. K. *Exercise adherence: it's impact on public health*. Champaign: Human Kinetics, 1998.

ELORANTA, V.; KOMI, P.V. "Function of the quadriceps femoris muscle under maximal concentric and eccentric contraction". *Electromyography Clinical Neurophysiology*, v. 20, 1980, p. 159-74.

FARINATTI, P. T. V. et al. "Programa domiciliar de exercícios: efeitos de curto prazo sobre a aptidão física e pressão arterial de indivíduos hipertensos". *Arquivos Brasileiros de Cardiologia*, v. 84, n. 6, jun. 2005, p. 473-79.

FERNANDEZ, A. C. et al. "Influência do treinamento aeróbio e anaeróbio na massa de gordura corporal de adolescentes obesos". *Revista Brasileira de Medicina do Esporte*, v. 10, n. 3, 2004, p. 152-58.

FLECK, S. J.; KRAEMER, W. J. *Fundamentos do treinamento de força muscular*. 3. ed. Porto Alegre: Artmed, 2006.

FORJAZ, C. L. M. et al. "Post-exercise changes in blood pressure, heart rate and rate pressure product at different exercise intensities in normotensive humans". *Brazilian Journal of Medical and Biological Research*, v. 31, n. 10, out. 1998, p. 1247-55.

FORJAZ, C. L. M. et al. "A duração do exercício determina a magnitude e a duração da hipotensão pós-exercício". *Arquivo Brasileiro de Cardiologia*, v. 70, n. 2, 1998.

Fox, E. L.; Bowers, R. W.; Foss, M. L. *Bases fisiológicas da educação física e dos desportos*. 4. ed. Rio de Janeiro: Guanabara Koogan, 1992.

Guarnieri, J. C. *Academias de ginástica e as opiniões de praticantes de atividade física*. Trabalho de Conclusão do Curso de Educação Física, Instituto de Biociências, Universidade Estadual Paulista, Rio Claro, 1997.

Häkkinen, K. "Factors influencing trainability of muscular strength during short term and prolonged training". *National Strength and Conditioning Association Journal*, v. 7, 1985, p. 32-37.

Hollmann, W.; Hettinger, T. *Medicina do esporte: fundamentos anatômico--fisiológicos para a prática esportiva*. 4. ed. Barueri: Manole, 2005.

Housh, T. J. et al. "Effects of eccentric-only resistance training and detraining". *International Journal of Sports Medicine*, v. 17, 1996, p. 145-48.

Kraemer, W. J. et al. "Acute hormonal responses in elite junior weightlifters". *International Journal of Sports Medicine*, v. 13, 1992, p. 103-9.

Kreider, R. B.; Fry, A.C.; O'toole, M.L. *Overtraining in sport*. Champaing: Human Kinetics, 1998.

Laforgia, J. et al. "Comparison of energy expenditure elevations after submaximal and supramaximal running". *Journal of Applied Physiology*, v. 82, n. 2, 1997, p. 661-6.

Maior, A. S. "Treinamento de força e efeito hipotensivo: um breve relato". *Revista Digital Argentina*. Buenos Aires, ano 10, n. 82, mar. 2005. Disponível em: <http://www.efdeportes.com/efd82/forca.htm>.

Matsura, C.; Meirelles, C. M.; Gomes, P. S. C. "Gasto energético e consumo de oxigênio pós-exercício contra resistência". *Revista de Nutrição*, Campinas, v. 19. n. 6, nov.-dez. 2006, p. 729-40.

McArdle, W. D. et. al. *Fisiologia do exercício: energia, nutrição e desempenho humano*. 4. ed. Rio de Janeiro: Guanabara Koogan, 1998.

Meirelles, C. M.; Gomes, P. S. C. "Efeitos agudos da atividade contrarresistência sobre o gasto energético: revisitando o impacto das principais variáveis". *Revista Brasileira de Medicina do Esporte*, v. 10, 2004, p.122-130.

Monteiro, M. F.; Sobral, D. C. S. "Exercício físico e o controle da pressão arterial". *Revista Brasileira de Medicina do Esporte*, v. 10, n. 6, 2004.

Negrão, C. E.; Rondon, M. U. P. B.; Lima, E. G. "Aspectos do treinamento físico na prevenção de hipertensão arterial". *Revista Brasileira de Hipertensão*, v. 4, n. 3, 2001.

Oigman, W. "O emprego de combinação de drogas: uma necessidade para o melhor controle da pressão arterial sistólica em hipertensos de alto risco cardiovascular". *Revista Brasileira de Hipertensão*, v. 10, n. 4, 2003.

OKUMA, S. S. "Fatores de adesão e de desistência das pessoas aos programas de atividade física". In: Semana da Educação Física, 1994, São Paulo. *Anais...* São Paulo: Departamento de Educação Física. Faculdade de Ciências Biológicas e da Saúde, Universidade São Judas Tadeu, 1994, p. 30-6.

PINTO, V. L. M.; MEIRELLES, L. R.; FARINATTI, P.T.V. "Influência de programas não formais de exercícios (doméstico e comunitário) sobre a aptidão física, pressão arterial e variáveis bioquímicas em pacientes hipertensos". *Revista Brasileira de Medicina do Esporte*, v. 9, n. 5, set.-out. 2003.

PLOWMAN, S. A.; SMITH, D. L. "Metabolic training principles and adaptations". In: PLOWMAN, S. A.; SMITH, D. L. (Eds.). *Exercise physiology for health, fitness and performance*. Needhan Heights: Allyn and Bacon, 1997, p. 309-27.

POLLOCK, M. L.; WILMORE, J. H. *Exercícios na saúde e na doença*. 2. ed. Rio de Janeiro: Medsi, 1993.

POWERS, S. K.; HOWLEY, E. T. *Fisiologia do exercício: teoria e aplicação ao condicionamento e ao desempenho*. 5. ed. Barueri: Manole, 2005.

RIBEIRO, Christina; LIGGIERI, Victor. *De olho na postura – Cuide bem do seu corpo nas atividades do dia a dia*. São Paulo: Summus, 2010.

RONDON, M. U. P. B; BRUM P. C. "Exercício físico como tratamento não farmacológico da hipertensão arterial". *Revista Brasileira de Hipertensão*, v. 10, n. 2, 2003.

SABA, F. *Aderência à prática do exercício físico em academias*. São Paulo: Manole, 2001.

SABIÁ, R. V.; SANTOS, J. E.; RIBEIRO, R. P. P. "Efeito da atividade física associada à orientação alimentar em adolescentes obesos: comparação entre o exercício aeróbio e anaeróbio". *Revista Brasileira de Medicina do Esporte*, v. 10, n. 5, set./out. 2004, p. 349-55.

SHORT, K. R.; SEDLOCK, D. A. "Excess post-exercise oxygen consumption and recovery rate in trained and untrained subjects". *Journal of Applied Physiology*, v. 83, 1997, p. 153-9.

STELLA, S. G. et al. "Transtornos de humor e exercício físico". In: MELLO, M. T.; TUFIK, S. (orgs.) *Atividade física, exercício físico e aspectos psicofisiológicos*. Rio de Janeiro: Guanabara Koogan, 2004.

THORNTON, M.K.; POTTEIGER, J. A. "Effects of resistance exercise bouts of different intensities but equal work on EPOC". *Medicine and Science in Sports and Exercise*, v. 34, n. 4, 2002, p. 715-22.

Índice remissivo

A
Açúcares, 20, 30, 37-8, 54, 70, 83, 89
antes de atividade física, 18
Alongamento, 33, 35, 42, 51, 61
importância do, 84, 90
Aminoácidos, 33
versus esteroides, 25
Anfetaminas, 36
Aquecimento, 90
Atividades físicas
aeróbicas *versus* anaeróbicas, 35, 83
após as refeições, 18
benefícios para a saúde, 68
contraindicações, 52, 60, 64, 81
e adolescentes, 47-8, 94
e alimentação ideal, 20-21
e alongamento, 33
e anticoncepcionais, 49-50
e anti-inflamatórios, 28, 33, 37, 39, 72
e artrite, 60
e artrose,
e asma, 62-3

e bem-estar, 68, 69, 70
e café, 22
e câimbras, 32
e câncer, 61
e cardiopatias, 60, 62
e cefaleia, 64-5
e celulite, 54-5
e colesterol, 30, 59
e condicionamento físico, 86-7
e contusões/lesões, 71, 72, 77
e crescimento, 47
e crianças, 47-9, 58, 62, 68, 84
e diabetes, 58-9, 68
e distensão, 37, 42, 64
e dor, 28, 29, 33, 60
e dor muscular tardia, 33
e estiramento muscular, 37, 42
e estresse físico, 32-33
e estrias, 96
e facilitação do parto, 50, 55
e fuso horário, 86
e gordura abdominal, 73, 74
e gravidez, 50, 51-2, 55
e idosos, 46-7, 58, 68
e inchaço, 28
e isotônicos, 22-3

e jejum, 18-20
e lesão por esforço repetitivo (LER), 61
e massagem, 92
e melhora da função intestinal, 93-4
e menstruação, 53, 54
e osteoporose, 59, 68
e pressão arterial, 30, 36, 46, 51, 60, 78, 83-4
e RPG, 81-2
e sono, 80, 85, 92
e sedentarismo, 76
e tensão pré-menstrual (TPM), 49, 55
e varizes, 63-4
e vitaminas, 24
frequência ideal, 59-60, 78-9, 90-1
isométricas, 31, 64
melhores horários para praticar, 71, 82-3
precauções antes de iniciar, 70
respiração correta nas, 83-4
Anti-inflamatórios, 28, 33, 37, 39, 72
ATP, 36

B
Bermudas térmicas, 69
Bolhas, 87-8

C
Câimbras, 55
e cálcio, 32
surgimento de, 34
Caminhada, 46, 48, 65, 69, 72, 79
benefícios da, 30, 62
dicas para uma boa, 95-6

Carboidrato, falta de antes dos exercícios, 19-20
Colesterol, 30, 59
Corrida, 34, 46, 49, 51, 65, 69, 71, 87-8, 91, 94
ao ar livre versus na esteira, 77-8
benefícios da, 30-1, 62
Crianças
e atividades físicas, 47-9, 84
e caminhadas, 48
e estresse físico, 48, 58
Coração, efeitos dos exercícios no, 30, 61-62
"Coração de atleta", 38

D
Desempenho mulher versus homem, 39-40, 88-9, 93
Diabetes, 55, 58, 68,81, 96
Distensão muscular,
Diuréticos, 23, 36

E
Esteroides, 25, 53,
Exercícios aeróbicos
benefícios, 23-4
tipos
versus exercícios anaeróbicos

F
Fratura por estresse, 64
Frequência cardíaca (FC), 23, 30, 36, 37, 60, 61-2, 71, 75, 95
alvo, 30, 62, 75, 95
cálculo, 34
e emagrecimento,
e pulsação, 37
máxima (FCM), 41, 51

MANUAL DA SAÚDE

G
Ginástica aeróbica, 30, 51, 64, 74-5
cuidados ao realizar, 75-6
Ginástica localizada, 52, 67, 82, 89
Ginástica passiva, 73
Gorduras localizadas, 29
Glicogênio, 18, 20, 37-8
Gravidez
atividades físicas contraindicadas na, 52
exercícios mais indicados na, 51-2, 55
facilitação do trabalho de parto com atividade física, 50

H, I
Hidratação
melhores líquidos para, 21
quantidade de líquido a ser ingerida, 23-4
Idosos, 46-7, 58, 68
Impacto, 47, 59, 64, 65, 71, 74-5, 76, 77

J, L
Jogging, 30, 94, 96
Limiar anaeróbio, 32

M
Menstruação
e treinamento, 53
tardia, 54
Micose, 63, 93
Musculação, 35, 84, 87, 80, 88, 92, 93, 96
benefícios, 91
e atividade aeróbica, 80
e corrida, 91
e crianças, 47-8
e emagrecimento, 89-90
e masculinização da mulher, 52-3
versus atividade aeróbica, 35,

O
Osteoporose, 59, 68,
Overuse, 39
Overtraining (excesso de treinamento), 20, 33, 58, 39

P
Pé de atleta, 70
Pulsação
e frequência cardíaca (FC), 37
e frequência cardíaca máxima (FCM), 41
medida da, 35, 37, 73

Q, R, S
Queima de calorias nas atividades físicas, 79-80
Radicais livres, 42-3,
Sauna, 93
Seios,
atividade física e estética dos, 49, 50

T, V
Tendinite de aquiles, 38-9
Tensão pré-menstrual (TPM), 49, 55
Tibialgia, 64,
Trifosfato de adenosina, ver ATP
VO_2 máximo, 35

www.gruposummus.com.br

IMPRESSO NA
sumago gráfica editorial ltda
rua itauna, 789 vila maria
02111-031 são paulo sp
tel e fax 11 **2955 5636**
sumago@sumago.com.br

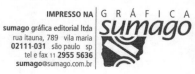